Susan Branson

ALLESKÖNNER ÄTHERISCHE ÖLE

MIX
Papier | Fördert gute Waldnutzung
FSC® C021394

Bibliografische Information der Deutschen Nationalbibliothek
Die Deutsche Nationalbibliothek verzeichnet diese Publikation in der Deutschen Nationalbibliografie. Detaillierte bibliografische Daten sind im Internet über http://dnb.d-nb.de abrufbar.

Für Fragen und Anregungen
info@m-vg.de

Wichtiger Hinweis
Dieses Buch ist für Lernzwecke gedacht. Es stellt keinen Ersatz für eine individuelle medizinische Beratung dar und sollte auch nicht als solcher benutzt werden. Wenn Sie medizinischen Rat einholen wollen, konsultieren Sie bitte einen qualifizierten Arzt. Der Verlag und die Autorin haften für keine nachteiligen Auswirkungen, die in einem direkten oder indirekten Zusammenhang mit den Informationen stehen, die in diesem Buch enthalten sind.

Ausschließlich zum Zweck der besseren Lesbarkeit wurde auf eine genderspezifische Schreibweise sowie eine Mehrfachbezeichnung verzichtet. Alle personenbezogenen Bezeichnungen sind somit geschlechtsneutral zu verstehen.

2. Auflage 2024

Türkenstraße 89
80799 München
Tel.: 089 651285-0

Die englischsprachige Originalausgabe erschien 2017 bei Familius LLC, 1254 Commerce Way, Sanger, CA 93657, USA, vermittelt durch DropCap Rights Agency, unter dem Titel *101 Amazing Uses for Essential Oils: Reduce Stress, Boost Memory, Re-pel Mosquitoes, and 98 More*. © 2017 by Susan Branson. All rights reserved.

Übersetzung: Simone Fischer
Redaktion: Susanne Schneider
Umschlaggestaltung: Manuela Amode, München
Umschlagabbildung: shutterstock/JPC-PROD, Alexander Ryabintsev, Blan-k Satz: Röser MEDIA GmbH & Co. KG, Karlsruhe
Druck: ScandBook, Litauen
Printed in EU

ISBN Print 978-3-7423-1812-1
ISBN E-Book (PDF) 978-3-7453-1517-2
ISBN E-Book (EPUB, Mobi) 978-3-7453-1518-9

Wir produzieren nachhaltig
www.m-vg.de

Weitere Informationen zum Verlag finden Sie unter
www.rivaverlag.de
Beachten Sie auch unsere weiteren Verlage unter www.m-vg.de

Susan Branson

ALLESKÖNNER ÄTHERISCHE ÖLE

Die natürliche Kraft der Pflanzenessenzen nutzen

- für Gesundheit und Wohlbefinden
- zur Körperpflege
- zur Anwendung im Haushalt

riva

Inhalt

Für meine Freunde,
die mich zum Lachen bringen

Einleitung

Was riecht so gut?

Der frische Duft von Zitronen, das beruhigende Aroma von Lavendel oder der mystische Duft von Weihrauch können in uns Gefühle des Glücks, der Gelassenheit oder der Klarheit hervorrufen. Dabei gehen die Qualitäten ätherischer Öle weit über ihren schönen Duft hinaus und bewirken sogar physiologische Veränderungen in Körper und Geist. Beim Einatmen senden die Geruchsrezeptoren in der Nase Nachrichten entlang des Geruchsnervs an den Teil des Gehirns, der für Emotionen und Verhalten verantwortlich ist. Dieser Teil ist auch mit anderen Teilen des Gehirns verbunden, die Atmung, Blutdruck, Stress, Gedächtnis und Hormone kontrollieren.[1] Wenn sie innerlich eingenommen oder topisch (äußerlich) aufgetragen werden, können ätherische Öle innerhalb von 20 Minuten[2] in die Haut oder in anderes Gewebe eindringen und sogar die Blut-Hirn-Schranke überwinden. Die Zusammensetzung jedes Öls ist entsprechend seiner Quelle einzigartig und kann sogar innerhalb der Gattungen stark variieren. Die meisten Öle bestehen hauptsächlich aus Terpenen, die dem Öl sein besonderes Aroma und gleichzeitig der Pflanze ihre antimikrobielle Abwehrkraft verleihen. Sowohl diese Eigenschaften als auch die antioxidativen, entzündungshemmenden und schmerzlindernden Wirkungen werden uns durch die Anwendung des Öls zur

Verfügung gestellt. Ätherische Öle enthalten keine Nährstoffe wie Vitamine oder Mineralien und sind auch frei von Hormonen.

Ätherische Öle sind flüchtige Flüssigkeiten, die durch Dampf- oder Hydrodestillation von Pflanzenblättern, Stängeln, Rinde, Blüten, Samen oder Wurzeln gewonnen werden. Zitrusöle sind die einzigen Öle, die auf andere Weise hergestellt werden, da diese aus den Schalen von Zitrusfrüchten kalt gepresst werden. Um eine kleine Menge Öl zu produzieren, wird sehr viel Pflanzenmaterial benötigt, was auch der Grund ist, warum reine ätherische Öle recht teuer sein können. Um 450 Gramm (etwa 500 Milliliter) Öl zu erhalten, werden 1800 Kilogramm Rosen benötigt; bei anderen Pflanzen sind nicht ganz so große Mengen an Rohmaterial erforderlich – so können 450 Gramm Lavendelöl aus 99 Kilogramm Lavendelblüten hergestellt werden. Da ätherische Öle sehr konzentriert sind, reicht eine kleine Menge für einen langen Zeitraum aus.

Die Verwendung ätherischer Öle im Laufe der Geschichte

Vor langer Zeit verbrannten unsere Vorfahren lokal angebaute aromatische Hölzer und Kräuter, um böse Geister auszuräuchern, von denen man annahm, dass sie für die Entstehung von Krankheiten verantwortlich waren. Als der Mensch im Laufe der Zeit intellektuell abenteuerlustiger und innovativer wurde, begannen verschiedene Zivilisationen, aromatische Pflanzen zur Heilung, für spirituelle Praktiken und für Schönheitsbehandlungen zu verwenden. Den

Ägyptern wird zwar gemeinhin zugeschrieben, dass sie diese Tradition bereits vor 5000 Jahren begründet haben, doch wurden ähnliche Verwendungen von Pflanzenessenzen etwa zur gleichen Zeit auch in Indien und China gefunden.

Die Ägypter verbrannten in religiösen Zeremonien Weihrauch aus aromatischen Pflanzen, um Botschaften an ihre Gottheiten zu übermitteln. Es oblag den Tempelpriestern, die Pflanzenöle für religiöse und medizinische Zwecke zuzubereiten, und diese waren so hochgeschätzt und teuer, dass einige so viel kosteten wie Edelmetalle und Edelsteine. Eine der berühmtesten Einsatzgebiete von ätherischen Pflanzenölen durch die Ägypter war der Mumifizierungsprozess. Bei diesem verwendeten die Einbalsamierer die Öle von Zimt, Myrrhe, Weihrauch, Wacholderbeeren und Zedernholz, um die Leichname für die Bestattung und das Leben nach dem Tod vorzubereiten. Doch auch während ihres irdischen Lebens nutzten die Menschen im alten Ägypten die kostbaren Pflanzenextrakte. Die Ägypter salbten ihre Körper nach dem Baden mit Ölen ein, um die Haut zu beruhigen, zu pflegen und zu parfümieren. Kleopatra, die für ihren Charme und ihre Anziehungskraft bekannt war, soll sie bei ihren Schönheitsbehandlungen ausgiebig verwendet haben. Die Ägypter waren von den verführerischen Düften der Öle so angetan, dass sie zu Experten in der Parfümherstellung wurden und für die Qualität und Vielfalt ihrer Parfüms bekannt waren. Julius Cäsar kehrte nach seinem triumphalen Sieg über Ägypten mit den hochgeschätzten ägyptischen Parfüms nach Rom zurück und warf zur Feier des Tages volle Flaschen unter das römische Volk.

Der Gelbe Kaiser von China schrieb vor über 4500 Jahren ein Buch über innere Medizin, in dem er auch die Verwendung einiger aromatischer Öle erläutert. Es wird noch heute als Referenz verwendet. Rund tausend Jahre später folgte Indien und veröffentlichte seine heiligsten Texte, die Veden, in denen unter anderem über 700 Substanzen dokumentiert sind, darunter Sandelholz, Myrrhe, Zimt und Ingwer. Sie wurden bei religiösen Zeremonien und in der Heilkunst eingesetzt.

Der Handel mit den Ägyptern brachte die Aromaöle schließlich auch auf den europäischen Kontinent. Der griechische Arzt Hippokrates, bekannt als »Vater der Medizin«, studierte und dokumentierte die Wirkungen von über dreihundert Pflanzen und glaubte so fest an deren therapeutischen Wert, dass er sie zur Behandlung verwundeter Soldaten und zur Bekämpfung der Pest in Athen einsetzte. Da die Römer sich maßgeblich an den Griechen orientierten, übernahmen sie die Verwendung von Pflanzenölen nicht nur in der Gesundheitspflege, sondern auch im alltäglichen Gebrauch. Sie nutzten sie ausgiebig für die so beliebten Massagen sowie in warmen Bädern und besprühten damit ihre Betten, Kleidung und Haare. Der griechische Arzt Pedanios Dioskurides entschied sich im 1. Jahrhundert, als Militärarzt bei der römischen Armee zu arbeiten, damit er an deren Kriegszügen teilnehmen und so die therapeutische Wirkung der Pflanzen, die er unterwegs entdeckte, erforschen konnte. Seine Schriften wurden in einem beeindruckenden fünfbändigen Werk mit über sechshundert pflanzlichen Heilmitteln veröffentlicht, zu denen unter anderem Pfefferminze, Thymian, Myrrhe, Lavendel, Ingwer, Dill und Wacholder gehören. Die Arbeit dieser einflussreichen Ärzte wurde von Claudius Galen weitergeführt, der römische Gladiatoren erfolgreich mit Kräutern behandelte und umfangreich über die medizinische Verwendung von Pflanzen schrieb.

Bis vor etwa eintausend Jahren wurden Pflanzenöle wahrscheinlich durch den Einsatz von Lösungsmitteln oder durch Pressen extrahiert. Es waren die Perser, die als Erste tatsächlich Öle destillierten – und auch heute noch wird dieses Verfahren angewendet.

Kreuzfahrer, die aus den heiligen Kriegen heimkehrten, brachten neue Parfüms, Aromastoffe, Rosenwasser und Heilmittel mit nach Westeuropa. Wer es sich leisten konnte, schmückte seinerzeit sein Haus mit Kräutern und wusch sich die Hände mit Rosenwasser. Nachdem Europa ins dunkle Mittelalter gestürzt war, kam jedoch ein Großteil des Fortschritts auf dem Gebiet der Pflanzenöle zum Stillstand, und das Wissen wurde verdrängt. Die katholische Kirche beherrschte die Medizin und erklärte das Baden für sündhaft und alle Krankheiten für eine Strafe Gottes. Pflanzenöle wurden allerdings weiterhin wegen ihrer angenehmen Aromen und zur Überdeckung des Geruchs von Schmutz und Fäulnis verwendet. Trotz der drohenden Verfolgung pflegten einige Mönche heimlich die Kranken und Sterbenden in ihren Klöstern mit Kräutermedizin. Wenn sie oder andere bei der Verwendung von Kräutern und Ölen erwischt wurden, wurden sie der Hexerei beschuldigt und entweder geächtet oder hingerichtet.

Im Zeitalter der Renaissance war die Verwendung von ätherischen Ölen jedoch wieder auf dem Vormarsch, sodass um 1800 die meisten westeuropäischen Ärzte üblicherweise Öle zur Bekämpfung von Krankheiten verschrieben. René-Maurice Gattefossé, ein französischer Chemiker, prägte den Begriff *aromathérapie*, um die Verwendung von ätherischen Ölen bei Heilbehandlungen zu beschreiben, worüber er später ein gleichnamiges Buch schrieb. Zufällig hatte Gattefossé das Glück, die wohltuende Heilwirkung von Lavendel aus erster Hand zu erfahren. Er verbrannte sich die Hände bei einer versehentlichen Laborexplosion und bestrich diese geistesgegenwärtig mit Lavendelöl. Seine Schmerzen und Schwellungen gingen sofort zurück, und das verbrannte Hautgewebe heilte schnell und ohne Narbenbildung ab.

Ein Kollege von Gattefossé namens Jean Valnet verwendete ätherische Öle aus Thymian, Nelke, Zitrone und Kamille mit großem Erfolg bei der Behandlung verwundeter Soldaten während des Indochinakrieges. Er schrieb 1964 ein Buch, das unter dem Titel *Aromathérapie. Traitement des maladies par les essences des plantes* veröffentlicht wurde [die deutsche Ausgabe erschien unter dem Titel *Aroma-Therapie. Gesundheit und Wohlbefinden durch pflanzliche Essenzen*].

Heute verschreiben viele Ärzte in Europa üblicherweise ätherische Öle bei bestimmten Gesundheitsproblemen. In Nordamerika ergänzen zudem immer mehr Menschen konventionelle Behandlungen mit Besuchen bei Naturheilkundlern, Aromatherapeuten, Homöopathen, Chiropraktikern und Akupunkteuren, die ätherische Öle als Teil ihrer Behandlungsmethoden einsetzen. Wissenschaftler setzen die Arbeit früherer Forscher fort, indem sie wissenschaftlich konzipierte Forschungsprotokolle durchführen, um die chemischen Bestandteile und die physiologische Aktivität zu bestimmen, durch die diese bemerkenswerten Öle uns bei der inneren und äußeren Heilung helfen.

Wie ätherische Öle am besten gelagert werden

Ätherische Öle sind flüchtig, was bedeutet, dass sie verdampfen, wenn sie der Luft ausgesetzt werden. Vergewissern Sie sich daher immer, dass die Kappe fest auf die Flasche geschraubt ist, um zu verhindern, dass sich das Öl verflüchtigt, bevor Sie es vollständig verbraucht haben. Längere Hitzeeinwirkung oder wiederholtes Erhitzen und Abkühlen beschleunigen ebenfalls den Verdunstungsprozess. Halten Sie Ihre Öle aus diesem Grund von Sonnenlicht fern und lagern Sie sie an einem dunklen Ort.

Stellen Sie die Öle niemals in die Nähe von Kerzen, Feuer oder anderen Flammen, da sie entflammbar sind. Ätherische Öle sollten außerdem niemals pur durch Kerzen erhitzt werden; wenn Sie eine Duftlampe mit einer Kerze nutzen wollen, verdünnen Sie daher die ätherischen Öle immer mit einem Trägeröl oder mit Wasser. Die Flaschen zur Aufbewahrung ätherischer Öle sollten eine dunkle Farbe haben und aus Glas bestehen. Da sich reine ätherische Öle in Plastik einfressen können, sollten Sie diese Öle niemals in Plastikflaschen umfüllen. Heutzutage sind Glasflaschen am häufigsten in dunklem Bernstein, Braun, Grün und Blau erhältlich. Bernsteinfarbene und braune Flaschen sind am effektivsten, wenn es darum geht, schädliche ultraviolette Strahlen der Sonne abzuhalten, um die Bildung freier Radikale zu verhindern. Solche in Grün und Blau sind weniger effektiv.[3] Freie Radikale verschlechtern die Qualität des Öls, verändern seine chemische Zusammensetzung und machen es weniger aromatisch und therapeutisch wirksam. Dies geschieht auch durch Sauerstoffzufuhr.

Wenn Öle Sauerstoff ausgesetzt werden, reagiert dieser mit einigen der im jeweiligen Öl enthaltenen Chemikalien. Alle Öle neigen zur Oxidation, einige sind jedoch viel anfälliger und werden deshalb besser im Kühlschrank gelagert. Ätherische Öle aus Zitrusfrüchten enthalten große Mengen an Limonen, das leicht oxidiert. Blaue Öle wie Schafgarbe, Blauer Rainfarn und Blaue Kamille sind ebenfalls Öle, die leichter oxidieren. Wenn sie von einer blauen zu einer grünen Farbe wechseln, dann ist das ein Zeichen dafür, dass sie ihre Wirksamkeit verloren haben. Es empfiehlt sich daher, diese Öle innerhalb von neun Monaten bis zu einem Jahr nach dem Kauf aufzubrauchen und nicht länger zu verwenden. Teebaum-, Tannen- und Kiefernöl haben ebenfalls eine relativ kurze Lebensdauer und sollten nicht länger als 18 Monate gelagert werden. Die meisten anderen ätherischen Öle bleiben normalerweise bis zu zwei Jahre frisch. Einige wenige, wie Sandelholz und Patschuli, werden mit der Zeit sogar besser und sind bekanntermaßen sechs bis zehn Jahre oder länger haltbar.

Wie ätherische Öle verwendet werden

Jedes ätherische Öl besteht aus komplexen biochemischen Verbindungen, die dem Körper spezifische Vorteile bieten. Da sie hoch konzentriert sind, sollten Sie beachten, dass schon eine kleine Menge eine große Wirkung hat. Befolgen Sie bitte immer die Empfehlungen auf der Verpackung oder dem Beipackzettel, um die richtige Dosierung zu ermitteln – so vermeiden Sie, dass das Öl toxisch wirkt. Bei ätherischen Ölen gilt grundsätzlich: Weniger ist mehr. Die Vorteile ätherischer Öle können durch eine orale Einnahme, topische Anwendung oder Inhalation erreicht werden.

Wenn Sie die Öle oral einnehmen, empfiehlt es sich, Gewürze und Kräuter bei der Zubereitung von Speisen durch ätherische Öle zu ersetzen. Alternativ geben Sie ein paar Tropfen in Getränke wie Wasser oder Smoothies oder fügen sie einem Joghurt hinzu. Auf diese Weise gelangen die ätherischen Öle über den Magen-Darm-Trakt ins Blut, durch das sie leicht zu den Organen, einschließlich des Gehirns, transportiert werden und auf zellulärer Ebene wirken. Die Unbedenklichkeit der Einnahme von Ölen ist allerdings aufgrund ihrer hoch konzentrierten Natur umstritten, da das Risiko einer Vergiftung besteht. Um sicherzugehen, konsultieren Sie daher bitte vorher einen Arzt oder verwenden Sie frische oder getrocknete Kräuter, Gewürze, Tees oder Tinkturen, um auf diese Weise die Vorteile der Pflanzenessenz zu erhalten.

Die topische Anwendung auf der Haut ist eine effektive und sichere Methode zur Anwendung ätherischer Öle. Tragen Sie das Öl auf Stirn, Fußsohlen, Hals, Brust, Arme oder Beine auf oder geben Sie ein paar Tropfen in ein warmes Bad. Vermeiden Sie den direkten Kontakt mit den Augen und die Anwendung auf verletzter und entzündeter Haut. Ätherische Öle sind fettlöslich und dringen in die Haut ein, wo sie eine lokale Wirkung erzielen. Durch eine Massage des behandelten Bereichs wird die Blutabsorption erhöht und damit der Transport der Öle durch den Körper unterstützt. Die meisten ätherischen Öle sollten vor der Anwendung auf der Haut mit einem Trägeröl wie nativem Kokosöl, Jojobaöl oder Süßmandelöl (sofern keine Nussallergie vorliegt) verdünnt werden. In der Regel wird eine dreiprozentige Lösung empfohlen; dies entspricht drei Tropfen ätherischem Öl auf einen Teelöffel Trägeröl. Testen Sie das verdünnte Öl auf einer kleinen Hautpartie, bevor Sie es auf größeren Flächen anwenden, um sicherzustellen, dass es die Haut nicht reizt. Einige Öle wie Lavendel, Teebaum, Immortelle (Strohblume) und Kamille gelten als sicher, wenn sie unverdünnt verwendet werden. Jedoch führen auch diese bei manchen Menschen zu Empfindlichkeiten, daher ist es ratsam, sie genauso wie andere Öle zu verdünnen.

Die sicherste Methode zur Anwendung ätherischer Öle ist die Inhalation. In den letzten Jahren sind Diffusoren sehr beliebt geworden. Sie funktionieren, indem sie die Öle (in Wasser) mit einem kühlen Nebel in der Luft verteilen. Beim Einatmen werden die Öle über die Lungenbläschen und die Geruchsrezeptoren in der Nase aufgenommen, was den Geruchsnerv veranlasst, Nachrichten an den Teil des Gehirns zu senden, der für Emotionen und Verhalten verantwortlich ist. Es besteht auch eine Verbindung zu anderen Teilen des Gehirns, die Atmung, Blutdruck, Stress, Gedächtnis und Hormone kontrollieren.[4] Das Einatmen des anregenden Aromas von ätherischen Ölen kann eine starke Wirkung auf Geist und Körper haben. Für diese Methode ist kein gesonderter Diffusor erforderlich. Mit der Zugabe von ein paar Tropfen Öl in eine Sprühflasche voll Wasser erhalten Sie eine hervorragende Mischung, mit der Sie Kleidung, Möbel oder Räume erfrischen können.

Zur sicheren Anwendung ätherischer Öle

Sofern ein ätherisches Öl nicht zur Behandlung einer bestimmten Krankheit eingesetzt wird, unterliegen sie in den USA nicht der Regulierung durch die Behörde für Lebens- und Arzneimittel (US Food and Drug Administration, kurz FDA) und sind allgemein als sicher anerkannt. [In Deutschland fallen ätherische Öle unter die Verordnung

(EG) Nr. 1272/2008 des Europäischen Parlaments und des Rates.[5]] Das bedeutet jedoch nicht, dass alle Öle unter allen Umständen sicher sind. Jedes Öl enthält seine eigene chemische Zusammensetzung, und einige dieser Chemikalien können unerwünschte Hautreaktionen hervorrufen, die zu Reizungen, Fototoxizität [giftige Wirkung bei Sonnen- beziehungsweise Lichteinwirkung] und Sensibilisierung führen. Bitterorange, Limette, Zitrone, Zitronenverbene, Grapefruit, Angelikawurzel und Bergamotte können Veränderungen der Hautpigmentierung und ein erhöhtes Sonnenbrandrisiko verursachen, wenn sie ultravioletter Strahlung ausgesetzt werden. Halten Sie sich bei Anwendung dieser Öle daher am besten für einen Zeitraum von 24 Stunden von der Sonne und von Solarien fern. Andere Öle sind als Hautreizstoffe bekannt und können Hautrötungen und Schmerzen verursachen. Achten Sie aus diesem Grund bitte darauf, solche Öle vor der Anwendung mit einem Trägerstoff zu verdünnen und niemals auf entzündeter oder verletzter Haut anzuwenden.

Der Kontakt mit einigen ätherischen Ölen kann allergische Reaktionen hervorrufen. In diesen Fällen führt die erste Anwendung oft nur zu einer leichten Reaktion. Eine Folgeanwendung kann jedoch eine schwere Entzündungsreaktion hervorrufen, die geschwollene, rote und manchmal schmerzende Haut verursacht. Da jeder Mensch anders reagiert, ist eine allgemeingültige Vorhersage, welche Öle Hautsensibilisierungen verursachen, schwierig. Einige Öle sind bekannt dafür, vermehrt Reaktionen zu verursachen und sollten daher mit Vorsicht angewendet werden. Dabei handelt es sich um Anis, Süßes Basilikum, Heiliges Basilikum, Indisches Basilikum, schwarzer Pfeffer, Virginiazeder, Citronella, Zitronengras, Perubalsam, Oregano, Kiefer, Sommer- und Winter-Bohnenkraut, Fichte, Teebaum, Thymian, Kurkuma und Ylang-Ylang.

Es bestehen einige Kontraindikationen mit blutverdünnenden Medikamenten und den ätherischen Ölen von Zimtblatt und Süßbirke. Diese Öle interagieren mit Herzmedikamenten und führen dazu, dass das Blut zu dünn wird, was zu inneren Blutungen führen kann. Menschen, die mehrere Medikamente einnehmen, sollten sich vor Süßbirke, Zimtblatt, Dillsamen, Süßem Fenchel, Myrte, Muskatnuss, Estragon, Zitronenmelisse, Winter-Bohnenkraut und Sommer-Bohnenkraut in Acht nehmen. Weißtanne und Kiefer sollten von Personen mit Atemwegsproblemen gemieden werden, Wacholderbeere von Personen mit Nierenproblemen, Salbei, Thymian, Rosmarin und Ysop von Personen mit Bluthochdruck, Salbei von Personen, die unter Krampfanfällen leiden, und Baldrian von Personen, die Antidepressiva einnehmen.

Wenn Sie Öle bei Babys und Kleinkindern verwenden, gehen Sie bitte sehr sparsam damit um. Hier werden lediglich ein bis drei Tropfen auf zwei Esslöffeln Trägeröl benötigt. Je jünger das Kleinkind ist, desto stärker sollte das ätherische Öl verdünnt werden. Bei Kindern ab drei Jahren können Sie fünf bis acht Tropfen des ätherischen Öls auf zwei Esslöffeln Trägeröl verdünnen. Seien Sie bitte vorsichtig bei der Auswahl der Öle, denn manche Öle sollten bei Kindern niemals verwendet werden. Pfefferminze enthält beispielsweise Menthol, das die Atmung hemmen und bei manchen Babys Gelbsucht verursachen kann.[6] Schwangere Frauen sollten die Anwendung von Ölen in den ersten Monaten der Schwangerschaft vermeiden, da die chemischen Komponenten und ihre Metaboliten in die Plazenta gelangen und an den Fötus abgegeben werden können. Abhängig von der Konzentration der Verbindungen und der Empfindlichkeit des Fötus kann es dann zu einer verheerenden toxischen Wirkung kommen. Dennoch sind keine Fälle von fötalen Entwicklungskomplikationen bei der topischen (äußerliche) oder inhalativen (durch Einatmen) Anwendung von ätherischen Ölen in den empfohlenen Dosierungen bekannt. In den späteren Phasen der Schwangerschaft sind ätherische Öle mitunter sehr hilfreich, um Beschwerden zu lindern. Einige Öle sollten allerdings zu keinem Zeitpunkt der Schwangerschaft verwendet werden, da sie die Hormone beeinflussen, Wehen auslösen können oder Chemikalien enthalten, die neurotoxisch [das Nervensystem schädigend] oder teratogen [Fehlbildungen beim Fötus bewirkend] sind.

Informieren Sie sich vor der Anwendung eines jeden Öls bitte grundsätzlich über dessen mögliche Wirkungen und beginnen Sie mit kleinen Einwirkzeiten und geringen Konzentrationen, um eventuelle Empfindlichkeiten festzustellen. Bei richtiger Anwendung können ätherische Öle enorm hilfreich sein.

1 Körperliche Gesundheit

Bauchschmerzen

Der Bauch ist der Teil des Körpers zwischen dem Brustkorb und den Hüften. In jedem Teil des Bauches können Schmerzen beginnen und an einer Stelle lokalisiert bleiben oder in alle möglichen Richtungen ausstrahlen. Manche Betroffene berichten von scharfen, stechenden Schmerzen, die kommen und gehen, oder von anhaltenden dumpfen Schmerzen oder Krämpfen. Der Schmerz kann akut sein, also nur für kurze Zeit anhalten, oder chronisch, somit über einen längeren Zeitraum hinweg Beschwerden hervorrufen. Die Ursachen für Bauchschmerzen sind vielfältig und umfassen verschiedenste Beschwerdebilder wie Verdauungsstörungen, Blähungen, Verstopfungen, Nahrungsmittelallergien, Geschwüre, Magen-Darm-Reflux, Reizdarmsyndrom oder Morbus Crohn. Manchmal gehen die Schmerzen von selbst weg, wie im Fall von Blähungen, andere Schmerzen müssen jedoch von einem Spezialisten untersucht und gegebenenfalls entsprechend behandelt werden. Je nach Ursache umfasst die Behandlung oft Medikamente zur Reduzierung einer Entzündung, zur Beseitigung einer Infektion oder zur Linderung von Schmerzen.

Magenschmerzen betreffen jeden Menschen irgendwann einmal und stören im Alltag bei der Arbeit, in der Schule und bei gesellschaftlichen Anlässen. Oft sind sie eher lästig als besorgniserregend, doch das Unbehagen kann besonders für Kinder sehr unangenehm sein. Um einen Gang zum Arzt zu vermeiden, sollten Sie sich mit Pfefferminzöl eindecken. Pfefferminzöl wird verwendet, um Blähungen zu beseitigen, Krämpfe zu lösen und Schmerzen zu lindern. Eine Studie an 120 Kindern mit Bauchschmerzen im Zusammenhang mit Magen-Darm-Beschwerden ergab, dass die Einnahme von Pfefferminzölkapseln bei der Verringerung der Schwere und Dauer der Schmerzen wirksamer war als eine andere gängige Behandlung für dieses Leiden, die in einer Kombination aus Probiotika und Präbiotika besteht.[7] Es wurden keine Nebenwirkungen festgestellt. Trotzdem ist die orale Einnahme von Pfefferminzöl insbesondere bei Kindern nicht zu empfehlen. Vor allem bei Kindern unter sechs Jahren sollten Sie niemals Pfefferminzöl oral verabreichen. Massieren Sie zur Linderung stattdessen verdünntes Pfefferminzöl auf die Fußsohlen oder direkt auf den Bauch des Kindes. Andere Öle, die sich zur Linderung von Bauchschmerzen eignen, sind Ingwer, Koriandersamen, Kamille, Nelke, Lavendel, Fenchel und Süßorange.

Blähungen

Im Verdauungstrakt kann sich Gas ansammeln, das durch das Verschlucken von Luft mit unserem Essen, Trinken oder Speichel und durch die Verdauung der Nahrung dorthin gelangt. Wenn sich Gase ansammeln, muss der Körper sie loswerden, was entweder durch Aufstoßen oder Blähungen geschieht. Jeder Mensch produziert Gas, was in der Regel nichts Schlimmes ist. Übermäßige Gasansammlungen können aber Blähungen, Magenkrämpfe und Darmschmerzen verursachen. Um starke Blähungen und die damit einhergehenden Symptome zu vermeiden, reicht in der Regel eine Änderung des Lebensstils und der Ernährung aus. Dazu wird empfohlen, häufiger kleinere Mahlzeiten zu essen, gründlich zu kauen, Sport zu treiben und gasbildende Lebensmittel und Kaugummi zu vermeiden.

Dennoch ist manchmal ein wenig Hilfe von außen nötig. Pfefferminz- und Nelkenöl entspannen die Verdauungsmuskulatur, sodass die Blähungen entweichen können. Ingwer stimuliert die Muskelkontraktionen des Magens,[8] wodurch das Gas durch das Verdauungssystem zur Ausscheidung bewegt wird. Koriandersamen, Kardamom, Kümmel, Fenchel, schwarzer Pfeffer und viele andere Öle unterstützen das Verdauungssystem und reduzieren Blähungen und Schmerzen im Zusammenhang mit übermäßiger Gasbildung.

Lösung gegen Blähungen

- 1 Tropfen ätherisches Pfefferminzöl
- 1 Tropfen Kardamomöl
- 1 Tropfen Koriandersamenöl
- 1 TL Jojobaöl

1. Mischen Sie das Pfefferminz-, Kardamom- und Koriandersamenöl mit dem Jojobaöl.
2. Massieren Sie die Mixtur im Uhrzeigersinn über den Bauchbereich.

Übelkeit

Übelkeit kann durch eine Reihe von Situationen, Leiden oder Krankheiten verursacht werden. Durch Bewegungen von oben nach unten, von einer Seite zur anderen oder durch kreisförmige und ruckartige Bewegungen kann die sogenannte Bewegungs- oder Reisekrankheit zu starkem Schwindel, kaltem Schweiß, Übelkeit und Erbrechen führen. Sie kann bei jeder Art von Bewegung auftreten, einschließlich bei Reisen mit dem Flugzeug, dem Boot, dem Auto oder dem Zug. Sie tritt auf, wenn die von den Augen, dem Körper und dem Innenohr empfangenen Signale widersprüchliche Nachrichten an das Gehirn senden. Die morgendliche Übelkeit löst in der Schwangerschaft Unwohlsein und Erbrechen aus und ist höchstwahrscheinlich eine Folge der hormonellen Veränderungen im Körper. Eine Chemotherapie ruft bei den Patienten das Gleiche hervor, je nachdem, welche Medikamente verabreicht werden, wie hoch die Dosierung ist und ob die Chemotherapie in Verbindung mit anderen Therapien wie Bestrahlung eingesetzt wird. Medikamente, Nahrungsergänzungsmittel und sogar Stress und Angstzustände können ebenfalls das Risiko für das Entstehen von Übelkeit erhöhen, und wenn einem erst mal übel ist, ist dieser Zustand schwer zu kontrollieren. Häufig werden Medikamente gegen Übelkeit in Pillen- oder Pflasterform verschrieben, die jedoch eine Vielzahl von Nebenwirkungen aufweisen, zu denen Schläfrigkeit, Mundtrockenheit, Kopfschmerzen, Muskelschmerzen, Durchfall, Verstopfung, verschwommenes Sehen und Desorientierung gehören.

Pfefferminze wird traditionell eingesetzt, um Übelkeit bei der Reisekrankheit zu reduzieren. Tragen Sie einen Wattebausch mit ein paar Tropfen ätherischem Pfefferminzöl bei sich und inhalieren Sie es, wenn Ihnen übel ist. Die Wirkung sollte sofort eintreten. Pfefferminzöl reduziert nachweislich auch die Übelkeit nach einer Operation,[9] und es kann den Einsatz von Medikamenten gegen Übelkeit verringern oder sogar überflüssig machen. Ätherische Öle aus Ingwer, Minze und Süßorange können die morgendliche Übelkeit vertreiben, während Kardamom eingesetzt werden kann, um die Übelkeit nach einer Chemotherapie abzuschwächen. Eine einfache Möglichkeit, die Vorteile dieser Öle zu nutzen, wenn Sie sich schlecht fühlen, besteht darin, sie zu diffundieren und die Raumluft mit dem Aroma zu beleben. Alles, was Sie dann tun müssen, ist einzuatmen.

Verdauungsstörungen

Verdauungsstörungen äußern sich in einem unangenehmen Völlegefühl während oder nach einer Mahlzeit. Sie sind oft mit Schmerzen, Blähungen und Brennen in der Magengegend verbunden. Verdauungsbeschwerden können durch zu viel oder zu schnelles Essen, bestimmte Nahrungsmittel oder die Einnahme von Medikamenten verursacht werden. Auch Rauchen und Angstzustände spielen eine Rolle. Manchmal treten Verdauungsstörungen ohne erkennbaren Grund auf. Was bei einer Person Verdauungsprobleme auslöst, muss es bei einer anderen nicht tun. Jeder Mensch sollte sich daher mit seinen Auslösern vertraut machen und diese meiden. Doch selbst diese Maßnahmen reichen manchmal nicht aus, sodass Medikamente zur Linderung verschrieben werden. Antazida, Antibiotika und Stress reduzierende Medikamente können die Symptome lindern, aber auch zu Übelkeit, Verstopfung, Durchfall, Kopfschmerzen, Bauchschmerzen, Schwindel, Gewichtszunahme und anderen Verdauungsproblemen führen.

Ingweröl wird seit vielen Jahren und in vielen Kulturen als wirksame und natürliche Behandlung für Verdauungsstörungen verwendet. Es verbessert Blähungen, lindert Sodbrennen und mildert die Schmerzen von Magengeschwüren. Viele andere Öle tragen ebenfalls zur Verbesserung der Verdauung bei. Nelkenöl reduziert Darmentzündungen, entspannt die Muskeln des Verdauungstraktes und verringert Gasbildung und Blähungen. Pfefferminze regt die Verdauung an und lindert Blähungen, und die Zitrusöle der Wildorange und Zitrone lindern sauren Reflux. Anis, Fenchel, Koriander, Kardamom und Estragon wirken ebenfalls positiv auf den Verdauungstrakt.

Hilfe bei Verdauungsproblemen

- 3 Tropfen eines dieser Öle: Ingwer, Nelke, Pfefferminze, Wildorange, Zitrone, Anis, Fenchel, Koriander, Kardamom oder Estragon
- 1 TL Distelöl

1. Verdünnen Sie 3 Tropfen eines der genannten Öle in 1 TL Distelöl.
2. Massieren Sie die Mixtur im Uhrzeigersinn auf den Bauch ein.

Verstopfung

Als Verstopfung bezeichnet man seltenen Stuhlgang oder Schwierigkeiten beim Stuhlgang, was sehr häufig vorkommt und gelegentlich oder chronisch auftreten kann. Gelegentliche Verstopfung ist eine kurzfristige Erscheinung, während eine chronische Verstopfung vorliegt, wenn mindestens drei Monate lang weniger als drei Stuhlgänge pro Woche stattfinden. Eine Verstopfung entsteht, wenn sich der Stuhl zu langsam durch den Verdauungstrakt bewegt, was dazu führt, dass er hart und trocken wird. Der Stuhl kann dann nur schwer durch den Darm gleiten und verursacht beim Betroffenen das Gefühl, den Enddarm nicht entleeren zu können. Es ist bekannt, dass eine vermehrte Aufnahme von Ballaststoffen und Flüssigkeit sowie Bewegung dazu beitragen, die Magenmotilität zu erhöhen. Wenn das nicht funktioniert, werden Abführmittel und andere Medikamente empfohlen, um Wasser in den Darm zu ziehen. Zu den Nebenwirkungen dieser Medikamente gehören Aufblähungen des Bauches, Blähungen, Durchfall, Übelkeit, Erbrechen und Rektalschmerzen (Schmerzen im Mastdarm).

Eine Verstopfung kann sehr belastend sein und die Lebensqualität beeinträchtigen. Jedoch kann eine Aromatherapie-Massage mit ätherischen Ölen nachweislich Verstopfungen lindern. Ältere Patienten, die an Verstopfung litten, erhielten zehn Tage lang eine Bauchmassage mit ätherischen Rosmarin-, Pfefferminz- und Zitronenölen. Im Vergleich zu den Patienten der Kontrollgruppe, die eine Placebo-Bauchmassage ohne ätherische Öle erhielten, verringerte sich der Schweregrad der Verstopfung, und die Anzahl der Stuhlgänge nahm zu.[10] Süßer Majoran, Patschuli, Süßer Fenchel und

Ingwer sind weitere ätherische Öle, die zur Anregung des Stuhlgangs verwendet werden können.

Aromatherapie-Massage bei Verstopfung

- 1 Tropfen Majoranöl
- 2 Tropfen Pfefferminzöl
- 1 TL Süßmandelöl

1. Geben Sie das Majoranöl und das Pfefferminzöl auf das Süßmandelöl.
2. Massieren Sie die Ölmischung im Uhrzeigersinn auf den Bauch.
3. Massieren Sie die Ölmischung mehrmals täglich ein, bis es nicht mehr benötigt wird.

Reizdarmsyndrom

Das Reizdarmsyndrom (RDS) ist eine häufige Erkrankung des Dickdarms. Es tritt auf, wenn sich die Muskeln im Darm stärker oder länger als normal zusammenziehen oder die Kontraktionen schwach sind und den Weitertransport der Nahrung durch den Körper verlangsamen. Abnormalitäten im Nervensystem des Dickdarms können ebenfalls verantwortlich sein. Das Reizdarmsyndrom verursacht jedoch keine Veränderungen im Darmgewebe und erhöht nicht das Krebsrisiko wie die entzündlichen Darmerkrankungen Morbus Crohn und *Colitis ulcerosa*. Es beeinträchtigt jedoch die Lebensqualität, da die Symptome unvorhersehbar und zu ungünstigen Zeiten auftreten können, was für den Betroffenen eine Belastung darstellt. Bauchschmerzen und Krämpfe sind oft die ersten Anzeichen dafür, dass der Darm Probleme bereitet. Darauf folgen häufig Durchfall oder Verstopfung mit übermäßigen Blähungen und manchmal Schleim im Stuhl. Es ist nicht ungewöhnlich, dass Durchfall und Verstopfung abwechselnd auftreten. Das Reizdarmsyndrom ist chronisch und kann nicht geheilt werden, aber die Symptome verschwinden oft für eine gewisse Zeit und verschaffen den Betroffenen eine gewisse Erleichterung. Was den Reizdarm verursacht, ist nicht bekannt, denn bei jedem Menschen sind es andere Auslöser, die zum Auftreten der Symptome führen. Häufige Auslöser sind bestimmte Nahrungsmittel, Stress, Hormone und andere Magen-Darm-Erkrankungen. Da die Ursache des Reizdarmsyndroms unbekannt ist, werden Änderungen des Lebensstils empfohlen, um die Erkrankung in den Griff zu bekommen. Es wird angeraten, diejenigen Nahrungsmittel, die Symptome auslösen, zu meiden, Stress zu reduzieren und Probiotika einzunehmen. Mit ärztlich verordneten Medikamenten wie Antispasmodika, Antidepressiva und Antibiotika werden zwar die Symptome des Reizdarmsyndroms behandelt, sie können aber auch andere Magen-Darm-Beschwerden, Gewichtszunahme, Müdigkeit, verschwommenes Sehen, Kopfschmerzen und mehr verursachen.

Pfefferminzöl zeigt eine vielversprechende Anwendung bei der Verbesserung der Symptome eines Reizdarms. Die Einnahme von Pfefferminzölkapseln mit verzögerter Wirkstofffreisetzung über vier Wochen durch Patienten mit Reizdarmsyndrom ergab eine 19,6-prozentige Verringerung der Symptome innerhalb von 24 Stunden und eine 40-prozentige Verringerung am Ende der Studie.[11] Die Autoren stellten fest, dass diese interne Behandlung mit verzögerter Wirkstofffreisetzung nicht nur wirksam, sondern auch sicher ist.

Nelkenöl kann ebenfalls verwendet werden, um Darmentzündungen zu reduzieren, die Muskeln des Verdauungstraktes zu entspannen und Blähungen zu reduzieren. Andere Öle, die mit Pfefferminze kombiniert werden können, sind Ingwer, Geranie, Fenchel, Majoran und Rose.

Magengeschwüre

Magengeschwüre oder Ulzera sind Löcher in der Schutzschicht von Magen, Dünndarm und Speiseröhre, durch die Wunden, die zu Magenschmerzen, Blähungen, Sodbrennen, Übelkeit und Unverträglichkeit von fetthaltigen Nahrungsmitteln führen können, entstehen. Als Hauptursache wird eine Infektion mit *Helicobacter pylori (H. pylori)* vermutet. Weitere Faktoren, die dazu beitragen können, sind übermäßiger Gebrauch von Schmerzmitteln, Rauchen, Stress und starker Alkoholkonsum. Sofern *H. pylori* bei Magengeschwüren vorhanden sind, wird eine Behandlung mit Antibiotika zur Abtötung der Bakterien durchgeführt. Oft werden auch Medikamente zur Neutralisierung, Hemmung oder Reduzierung der Produktion von Magensäure verschrieben. Der Gebrauch von Schmerzmitteln sowie das Rauchen und der Alkoholkonsum sollten stark reduziert oder eingestellt werden.

Die ätherischen Öle von zwei Vertretern der Pflanzenfamilie der Lippenblütler (Lamiaceae) haben nachweislich gastroprotektive Wirkungen und helfen bei der Heilung von Magengeschwüren. Hybris martiusii, eine weitverbreitete blühende Pflanze in Brasilien, hat nachweislich in Studien den Säuregehalt und die Menge an Magensekreten in den Mägen von Laborratten reduziert. Die Schleimproduktion wurde erhöht, was die Magenschleimhaut vor Säureverletzungen schützt. Neues, gesundes Gewebe wächst nach, und die Größe des Geschwürs wird verringert.[12] Thymus algeriensis, eine verwandte Pflanze, die häufig in Nordafrika wächst, reduzierte in einer weiteren Studie signifikant die Größe von Magengeschwüren bei Ratten mit einer einzigen oral verabreichten Dosis.[13] Wenn *H. pylori*-Bakterien für die Entwicklung von Geschwüren verantwortlich sind, dann ermöglicht deren Eliminierung im Magen die Heilung des Magengewebes. Die ätherischen Öle von Pfefferminze und Grüner Minze können genau das tun. Sie hemmen wirksam das Wachstum von antibiotikaresistenten und antibiotikaempfindlichen Stämmen von *H. pylori*.[14] Andere Öle, die zur Heilung oder Vorbeugung der Entwicklung von Geschwüren verwendet werden, sind Weihrauch, Ingwer, Fenchel, Zitronengras und Myrte.

Ätherische Öle gegen Magengeschwüre

- 2 Tropfen Pfefferminzöl
- 2 Tropfen Ingweröl
- 2 Tropfen Myrtenöl
- 1 TL Arganöl

1. Geben Sie das Pfefferminz-, Ingwer- und Myrtenöl in das Arganöl.
2. Tragen Sie diese Mischung mit einer Massage im Magenbereich auf den Bauch auf.
3. Wiederholen dies mehrmals täglich, bis die Symptome verschwinden.

Körpergewicht reduzieren

Wenn der Körper zu viel Körperfett ansammelt, erhöht sich das Risiko für gesundheitliche Probleme wie Diabetes, Herzerkrankungen und bestimmte Krebsarten. Eine Gewichtsreduktion kann alle gewichtsbedingten Erkrankungen verbessern oder verhindern. Wenn mehr Kalorien gegessen als verbrannt werden, sammelt sich Fett im Körper an, und der Körper speichert diese überschüssigen Kalorien dann als Fett. Abnehmen bedeutet, dieses Fett zu verlieren. Sportliche Betätigung und eine gesunde Ernährung mit angemessener Kalorienzufuhr helfen, das gespeicherte Fett zu verbrennen und das Körpergewicht zu reduzieren.

Das Inhalieren von Citronellaöl verringerte in einer Studie das Körpergewicht bei männlichen Ratten, die über fünf Wochen mit einer fettreichen Diät gefüttert wurden, im Vergleich zu einer Kontrollgruppe von Ratten, die das Öl nicht inhalierten. Es wurde festgestellt, dass die Ratten, die das Citronellaöl inhalierten, weniger Appetit hatten und folglich weniger Kalorien zu sich nahmen.[15] Pfefferminz-, Grapefruit- und Fenchelöl können die Bemühungen zur Gewichtsabnahme unterstützen, indem sie das Verlangen nach Essen unterdrücken. Grapefruitöl steigert außerdem die Energie, die für eine anhaltende kalorienverbrennende Bewegung benötigt wird. Ingweröl ist thermogen, das heißt, dass es Kalorien verbrennt, indem es diese in Wärme umwandelt. Der Verzehr von Lebensmitteln, die den Körper zur Wärmeproduktion anregen, kann den Stoffwechsel um bis zu fünf Prozent und das Fettverbrennungspotenzial um bis zu 16 Prozent steigern.[16] Auch das ätherische Öl des Zitronengrases hat die Eigenschaft, thermogen zu sein.

Unterstützung beim Abnehmen

- etwas Citronella-, Pfefferminz-, Grapefruit-, Fenchel-, Zitronengras- oder Ingweröl
- etwas Aprikosenkernöl

1. Verdünnen Sie eines der oben genannten Öle in Aprikosenkernöl.
2. Tupfen Sie diese Mischung auf die Unterseite der Füße.
3. Alternativ können Sie sie auf die Handgelenke auftragen und von dort regelmäßig inhalieren.

Diabetes

Diabetes – im Volksmund auch »Zuckerkrankheit« genannt – ist eine Krankheit, die die Art und Weise beeinflusst, wie der Körper mit Glukose (Zucker) umgeht, und die zu hohen Werten dieser Glukose im Blut führt. Typ-1-Diabetes bedeutet eine geringe oder gar keine Insulinproduktion in der Bauchspeicheldrüse. Bei Typ-2-Diabetes wird Insulin in der Bauchspeicheldrüse produziert, das der Körper nicht so gut verwerten kann, wie er sollte. Und bei Schwangerschaftsdiabetes handelt es sich um eine Form von hohem Blutzucker, von der schwangere Frauen betroffen sind. Einige Menschen sind genetisch für Diabetes prädisponiert, aber auch Übergewicht ist ein Risikofaktor. Durstgefühle, häufiges Wasserlassen, Müdigkeit, Kribbeln, Taubheit in den Händen oder Füßen und verschwommenes Sehen sind Anzeichen für Diabetes. Die Diabetesbehandlung umfasst Bewegung, eine ausgewogene Ernährung und die Überwachung des Blutzuckerspiegels. Für viele Patienten sind tägliche Insulininjektionen erforderlich.

Die starke Verbreitung von Diabetes macht es sehr wünschenswert, eine natürliche Alternative zur Behandlung dieser Krankheit zu finden. In einer Studie wurde dazu diabetischen Ratten über 28 Tage ätherisches Öl aus indischem Lorbeerblatt verabreicht. Der Plasma-Insulinspiegel stieg signifikant an, während der Blutzuckerspiegel signifikant sank. Dieses Öl erwies sich als ebenso wirksam wie Glibenclamid, ein beliebtes Antidiabetikum, das zur Behandlung von Typ-2-Diabetes eingesetzt wird.[17] Ätherisches Geranienöl mit Rosenduft senkte den Blutzuckerspiegel ebenfalls signifikant und war sogar noch wirksamer als Glibenclamid.[18] Zimt-, Nelken- und koreanisches Kiefernöl sollen den Blutzuckerspiegel ebenfalls ausgleichen. Diese Öle können zusammen mit Lavendel- und Zitronenöl verwendet werden, um die Müdigkeit zu verringern. Zitronenöl sowie Ingwer- und Grapefruitöl können zudem eingesetzt werden, um den Stoffwechsel anzukurbeln und die Gewichtsabnahme zu fördern. In Kombination tragen diese Öle dazu bei, den Blutzuckerspiegel zu regulieren, Risikofaktoren zu reduzieren und die Auswirkungen von Diabetes bei Patienten zu regulieren.

Fieber

Fieber ist durch einen vorübergehenden Anstieg der Körpertemperatur gekennzeichnet. Es ist keine Krankheit, sondern ein Zeichen dafür, dass im Körper etwas Ungewöhnliches vor sich geht. Leichtes Fieber sollte unbehandelt bleiben, damit sich das Immunsystem um die Ursache kümmern kann. Höheres Fieber ist allerdings besorgniserregender und erfordert ein Eingreifen. Fieber kann von Schwitzen, Schüttelfrost, Müdigkeit, Muskelschwäche und Kopfschmerzen begleitet werden. Es wird im Allgemeinen durch Viren, Bakterien, bestimmte Medikamente, Sonnenbrand, entzündliche Erkrankungen und bösartige Tumore verursacht. Zur Senkung von Fieber sind rezeptfrei erhältliche Medikamente wie Aspirin und Paracetamol oder verschreibungspflichtige antibakterielle Medikamente zwar geeignet, bergen aber auch Risiken. Antibiotika zerstören beispielsweise gute Darmbakterien und verursachen Verdauungsstörungen, ein übermäßiger Gebrauch von Paracetamol kann zu Nieren- und Leberschäden führen, und Aspirin kann Magenschmerzen, ungewöhnliche Blutungen und Schwäche verursachen.

Seit Jahrhunderten werden zahlreiche ätherische Öle verwendet, um Fieber zu senken oder vollständig zu überwinden. Heiliges Basilikum hat bei Ratten nachweislich das durch Impfungen ausgelöste Fieber gesenkt und hatte dabei vergleichbare Effekte wie Aspirin. Es wurden keine Langzeitauswirkungen bei der Verwendung von heiligem Basilikum festgestellt.[19] Gewürznelkenöl enthält einen Wirkstoff namens Eugenol. Dieser senkte in Studien das Fieber bei Kaninchen und hat sich als wirksamer als Paracetamol erwiesen.[20] Eugenol ist auch in den ätherischen Ölen von Geranie, Oregano, Muskatnuss und Basilikum enthalten. Weitere Öle, die seit Langem als fiebersenkend gelten, sind Pfefferminze, Eukalyptus, Weihrauch, Lavendel, Schwarzkümmel, Salbei, Patschuli, Zitronengras, Ingwer und Ysop. Jedes dieser Öle kann inhaliert, topisch angewendet oder in ein warmes Bad geträufelt werden.

Fiebersenkung

- 3 Tropfen Salbeiöl

Bei Kindern

- 1 Tropfen Pfefferminzöl
- 1 Teelöffel Kokosöl

1. Geben Sie das Salbeiöl auf einen feuchten Waschlappen und legen Sie diesen auf die Stirn.
2. Wiederholen Sie die Anwendung dreimal täglich.
3. Bei Kindern über sechs Jahren verdünnen Sie 1 Tropfen Pfefferminzöl in 1 TL Kokosöl und tupfen es auf die Fußsohlen und den Nacken.
4. Wenn das Fieber wieder zu steigen beginnt, wiederholen Sie den Vorgang.

Immunsystem

Das Immunsystem ist die körpereigene Abwehr gegen Bakterien, Viren, Pilze, Parasiten, Toxine und Allergene, die möglicherweise in den Körper eindringen und großen Schaden anrichten könnten. Es verfügt über ein Netzwerk von Zellen, Geweben und Organen im ganzen Körper, die rund um die Uhr arbeiten und kommunizieren, wenn eine Bedrohung erkannt wird, damit es eine Verteidigung einleiten kann. Da das Immunsystem so viel zu tun hat, wird jede Hilfe benötigt, die es bekommen kann, damit es nicht überlastet wird. Denn wenn dies geschieht, kann eine Krankheit die Oberhand gewinnen.

Ätherische Öle enthalten verschiedene chemische Verbindungen, welche die Immunfunktion unterstützen können. Wenn der Körper gestresst ist, leidet das Immunsystem und arbeitet nicht optimal. Man nimmt an, dass eine schlechte

Immunfunktion mit psychischen Erkrankungen wie Depressionen in Zusammenhang steht. Wenn depressive Patienten Zitrusöle inhalierten, normalisierte sich der neuroendokrine Hormonspiegel, und die Immunfunktion stieg. Diese Behandlung mit ätherischen Ölen erwies sich in einer Studie als wirksamer als der Einsatz von Antidepressiva.[21] Eine Erklärung hierfür ist, dass viele Öle antimykotische, antivirale und antibakterielle Eigenschaften haben, die in den Körper eindringende Krankheitserreger angreifen und das Immunsystem entlasten können. Lorbeer, Salbei, Oregano, Rosmarin und Koriander wurden auf ihre antibakterielle und antimykotische Aktivität getestet. Sie alle zeigten ein hohes Maß an mikrobieller Wachstumshemmung, wobei Oregano am wirksamsten war. Sie wiesen auch eine antioxidative Aktivität[22] auf und sind geeignet, die zerstörerische Kraft von freien Radikalen zu stoppen.

Freie Radikale sind für die Schädigung von Zellen und Geweben verantwortlich. Es sind instabile Moleküle, die aktiv nach einem Elektron suchen. Freie Radikale greifen das nächstgelegene stabile Molekül an und stehlen eines seiner Elektronen, wodurch dieses Molekül zu einem freien Radikal wird. Dies setzt eine Kettenreaktion in Gang und erzeugt freie Radikale, die letztendlich die Zelle zerstören können. Die ätherischen Öle stabilisieren die freien Radikale, indem sie ihnen eines ihrer Elektronen geben. Dadurch werden Schäden verhindert, sodass das Immunsystem die Nachwirkungen nicht ausmerzen muss. Einige ätherische Öle wie Ylang-Ylang, Weihrauch, Majoran, Basilikum, Zimt und Zitrone wirkten vergleichbar mit Vitamin E und BHT (Butylhydroxytoluol), beides weitverbreitete Antioxidantien in handelsüblichen Lebensmitteln.

Indisches Lorbeerblatt und nach Rosen duftendes Geranienöl senken den Blutzuckerspiegel bei diabetischen Ratten signifikant.[23, 24] Dies hilft der Leber, die zum Immunsystem gehört, weil damit ein Teil ihrer Arbeitslast wegfällt und die Leber sich auf ihre anderen Aufgaben konzentrieren kann. Wenn das Immunsystem Wunden nicht schnell heilt oder wenn bei einem Menschen im Laufe einer Saison mehrfach Erkältungen auftreten, kann ein wenig Hilfe und Unterstützung nicht schaden.

Immunbooster

- 2 Tropfen Zitronenöl
- 2 Tropfen Oreganoöl
- 1 Tropfen Rosengeranienöl
- 1 TL Traubenkernöl

1. Mischen Sie das Zitronenöl mit dem Oregano- und Rosengeranienöl sowie dem Traubenkernöl.
2. Massieren Sie die Mixtur morgens und abends in die Haut ein.

Allergien

Ob Pollen von den Bäumen oder Garnelen vom Markt: Allergische Reaktionen können kleine Irritationen verursachen, die sich in einer verstopften Nase, tränenden Augen oder leichten Kopfschmerzen äußern. Manche Reaktionen sind aber auch so schwerwiegend, dass sie lebensbedrohlich werden. Sie treten auf, wenn das Immunsystem auf eine Substanz reagiert, die über die Luft verbreitet, über die Haut aufgenommen oder gegessen wird. Während diese Stoffe für die meisten Menschen kein Problem darstellen, erkennt das Immunsystem sie bei Allergikern nicht, sieht sie als unwillkommene Eindringlinge und startet einen Angriff gegen sie. Für jedes Allergen werden spezifische Antikörper gebildet, die es als schädlich für den Körper identifizieren. Jedes Mal, wenn eine Person mit diesem Allergen in Kontakt kommt, wird die allergische Reaktion ausgelöst.

Für Allergien gibt es keine Heilung, doch zur Linderung der Symptome stehen viele rezeptfreie und verschreibungspflichtige Medikamente zur Verfügung. Dazu gehören Antihistaminika, abschwellende Mittel und Kortikosteroide. Diese können allerdings Schläfrigkeit, Bluthochdruck, Schlaflosigkeit, Reizbarkeit, eingeschränkten Urinfluss, Muskelschwäche, Flüssigkeitsretention [eine Funktionsstörung, bei der ein Stoff nicht oder nicht ausreichend ausgeschieden wird] und Gewichtszunahme verursachen. Und das sind nur einige von zahlreichen Nebenwirkungen. Oft scheint es, als würde man eine Reihe von Symptomen gegen eine andere austauschen.

Lavendelöl kann allergische Reaktionen hemmen, die plötzlich durch Nahrungsmittel oder Umweltreizstoffe auftreten. In einer Studie an Ratten wurde in einer konzentrationsabhängigen Weise gezeigt, dass Lavendelöl die Freisetzung von Histamin aus Mastzellen und Tumornekrosezellen im Bauchfell hemmt. Mastzellen sind ein Teil des Immunsystems und setzen als Reaktion auf Allergene im Körper Histamin frei. Bei dem Versuch, den Körper von den störenden Allergenen zu befreien, fördert Histamin die Entzündung und Schleimproduktion, was zu Verstopfung, laufender Nase, juckenden Augen oder sogar Anaphylaxie – einem allergischen Schock – führt. Die topische und intradermale [in die Haut] Anwendung von Lavendelöl kann dies verhindern.[25] Andere Öle, die häufig verwendet werden, um die Symptome von Allergien zu reduzieren, sind Pfefferminze, Zitrone, Teebaum, Immortelle, Deutsche Kamille und Eukalyptus.

Erkältungen und Grippe

Erkältungen und saisonale Grippe sind Erkrankungen der Atemwege, die durch verschiedene Viren verursacht werden. Sie sind hochgradig ansteckend, und man kann sich durch das Berühren einer Oberfläche wie beispielsweise eines Türknaufs, eines Treppengeländers oder eines Wasserhahns im Badezimmer infizieren. Wenn das Virus auf die Hände gelangt und die betreffende Person dann ihren Mund oder ihre Nase berührt, nistet es sich in die Schleimhäute ein. Außerdem kann man sich mit dem Virus anstecken, indem man die Luft in der Nähe einer hustenden oder niesenden Person, die an einer Erkältung oder Grippe erkrankt ist, einatmet. Es gibt viele verschiedene Viren, die Erkältungen und Grippe verursachen. Wenn der Körper das Virus nicht schon einmal bekämpft hat, verfügt er nicht über die richtigen Antikörper, um es abzuwehren, wenn es ins System gelangt. Das Immunsystem startet einen Angriff gegen das neue Virus, und die gefürchteten Symptome setzen ein. Halsschmerzen, eine laufende oder verstopfte Nase, Niesen und Husten sind die Kennzeichen einer Erkältung. Wenn diese Symptome von Fieber, Müdigkeit und Muskelschmerzen begleitet werden, handelt es sich eher um eine Grippe. An frei verkäuflichen Erkältungs- und Grippemitteln herrscht kein Mangel, diese sind für jedes mögliche Symptom erhältlich. Gängige Medikamente sind zum Beispiel Antihistaminika, abschwellende Mittel, Nasensprays, Hustenstiller und Halsbonbons.

Ätherische Öle werden seit Jahrhunderten als wirksame Hausmittel zur Bekämpfung der unangenehmen und lästigen Symptome von Erkältung und Grippe eingesetzt. Eine Mischung aus Wildorangen-, Nelken-, Zimt-, Eukalyptus- und Rosmarinöl hemmte in einem Laborversuch die virale Vermehrung des Influenzavirus PR8.[26] Eukalyptus- und Kiefernöl können die Atemwege öffnen, die Nebenhöhlen befreien und Halsschmerzen lindern. Thymian, Weihrauch, Teebaum und Rosmarin helfen, den Schleim zu verdünnen und die Verstopfung der Brust und der Nase zu reduzieren. Griechischer Salbei, Süßer Fenchel, Zitrone, Nelke und Lavendel werden häufig in verschiedenen Kombinationen verwendet, um die Symptome zu reduzieren und die Dauer von Erkältungen und Grippe zu verkürzen. Viele dieser Öle haben antimikrobielle Verbindungen, und man nimmt an, dass sie die Viruslast senken oder das Immunsystem stärken, damit der Körper die eindringenden Krankheitserreger besser bekämpfen kann. Sie können zur Vorbeugung oder zur Behandlung bestehender Infektionen verwendet werden.

Massieren Sie mehrmals täglich verdünntes Lavendel- und Weihrauchöl auf die Brust, die Schläfen oder den Hals, oder geben Sie Eukalyptus-, Thymian-, Teebaum- und Zitronenöl in ein warmes Bad und entspannen Sie darin 20 Minuten lang.

Lippenbläschen

Lippen- oder Fieberbläschen sind Herpes-simplex-Virusinfektionen (HSV-1), die die Haut um den Mund herum befallen. Dabei entwickeln sich auf und um die Lippen herum flüssigkeitsgefüllte Wunden, brechen schließlich auf und lassen eine klare Flüssigkeit auslaufen, die dann eine Kruste bildet. Lippenbläschen neigen dazu, sich zu gruppieren und sind rot, geschwollen und wund. Die Infektion kann von Fieber und geschwollenen Halsdrüsen begleitet werden. Einige Herpesbläschen treten nur wenige Tage auf, während andere erst nach Wochen abklingen. Das Herpes-simplex-Virus ist ansteckend, und die Infektion kann durch Berührung des Bereichs oder durch die gemeinsame Benutzung von Geschirr, Zahnbürsten oder Rasierern übertragen werden. Das Virus kann durch jeden Kratzer oder winzigen Schnitt in die Haut eindringen und verbleibt für alle Zeit im Körper. Wenn ein Ausbruch im Gange ist, sollten Sie also niemandem einen Kuss geben oder ein Glas Wein teilen! Der Grund für einen Ausbruch ist nicht genau bekannt, aber Stress und ein geschwächtes Immunsystem werden als Auslöser vermutet. Die Behandlung mit antiviralen Cremes, Salben oder Tabletten kann die Symptome zwar lindern, die Bläschen verschwinden mit dieser Behandlung aber in der Regel nur ein bis zwei Tage schneller als ohne Medikamentierung.

Ein Ausbruch von Lippenherpes ist nicht nur schmerzhaft, sondern ist manchen Menschen auch peinlich. Das anfängliche Kribbeln, das einen bevorstehenden Ausbruch ankündigt, kann dazu führen, dass die Betroffenen sofort zu Medikamenten greifen oder sich sogar zurückziehen, bis die Herpesbläschen abgeklungen sind.

Es wurde festgestellt, dass neun ätherische Öle das Wachstum des Herpes-simplex-Virus Typ 1 (HSV-1) hemmen – das ist der Typ, der die Lippenbläschen verursacht. Dazu wurden einprozentige Lösungen jedes Öls mit den Herpesviren inkubiert, also bebrütet, und dann zu Zellkulturen hinzugefügt, wo sie die Viren unterdrückten, indem sie ihr genetisches Material inaktivierten. Das wirksamste Öl war Zitronengras, das das Wachstum bereits bei Konzentrationen von 0,1 Prozent vollständig hemmen konnte. Weitere wirksame Öle waren Teebaum, Pfefferminze, Majoran, Eukalyptus, Ravintsara, Lavendel, Zitrone und Rosmarin.[27]

Lotion gegen Herpes

- 1 Tropfen eines der folgenden ätherischen Öle: Zitronengras, Teebaum, Pfefferminze, Majoran, Eukalyptus, Ravintsara, Lavendel, Zitrone oder Rosmarin
- 1 TL Trägeröl

Bei den ersten Anzeichen eines Ausbruchs sollten Sie eine einprozentige Lösung aus 1 Tropfen ätherischem Öl in 1 Teelöffel Trägeröl mit einem der oben genannten Öle mehrmals täglich auf die betroffene Stelle im Mund auftragen, um die Vermehrung und Ausbreitung des Virus zu stoppen.

Escherichia-coli-Infektion

Escherichia coli (E. coli) sind Bakterien, die normalerweise im Darm von Menschen und Tieren leben. Viele Arten von E. coli sind harmlos und wichtig für die Gesundheit des Verdauungstraktes. Einige Arten sind jedoch krankheitserregend und verursachen blutigen Durchfall, Harnwegsinfektionen, Anämie oder Nierenversagen. Eine Ansteckung mit *E. coli* kann beim Kontakt mit infizierten Personen oder Tieren sowie durch den Verzehr von Lebensmitteln oder Wasser, die die Bakterien enthalten, erfolgen. *E.-coli*-Bakterien können Fleisch während der Verarbeitung kontaminieren, und wenn es nicht bei mindestens 70 Grad Celsius gegart wird, können die Bakterien überleben und den Konsumenten infizieren. Manchmal übertragen Kühe die Bakterien über das Euter auf ihre Milch. Sofern die Milch nicht pasteurisiert wird, leben die Bakterien weiter und stellen eine Bedrohung dar. Sogar rohes Obst und Gemüse kann durch den Kontakt mit kontaminiertem Wasser oder mit Menschen E.-coli-Bakterien enthalten. Drei bis vier Tage nach der Aufnahme von *E. coli* wird eine Lebensmittelvergiftung deutlich, wenn sich Symptome entwickeln. Sie klingen in der Regel nach etwa einer Woche von selbst ab.

Jeder, der schon einmal eine Lebensmittelvergiftung durchgemacht hat, weiß, wie unangenehm das ist. Der beste Weg, eine Infektion zu vermeiden, ist durch Vorbeugung. Deshalb sollte Fleisch auf die richtige Temperatur erhitzt und Gemüse vor dem Verzehr gründlich gewaschen werden, um alle Krankheitserreger zu entfernen. Ätherische Öle sind wirksame, natürliche und sichere Substanzen, die das Wachstum von *E. coli* auf Lebensmitteln hemmen und den Ausbruch einer Lebensmittelvergiftung im Haushalt möglicherweise verhindern können. In Labortests wurde die wachstumsunterdrückende Wirkung von ätherischen Ölen aus Thymian, Oregano, Nelke, Muskatnuss und schwarzem Pfeffer auf *E. coli* nachgewiesen.[28] Bei Oreganoöl zeigte es sich sogar, dass es einen multiresistenten Stamm innerhalb von zehn

Minuten abtötete.[29] Auch Wacholder- und Chrysanthemenöl hemmen nachweislich das Wachstum von *E. coli*.[30]

Keimbekämpfung bei Lebensmitteln

- 3 Tropfen Thymianöl
- 2 Tropfen Oreganoöl
- 2 Tropfen Wacholderöl
- 240 ml Wasser
- optional: 60 ml Apfelessig

1. Geben Sie nach dem Kauf von Obst und Gemüse die Mischung aus Thymian-, Oregano- und Wacholderöl in 240 ml Wasser.
2. Schütteln Sie die Lösung und besprühen Sie damit dann das Lebensmittelprodukt.
3. Spülen Sie das Gemüse nach einer Viertelstunde ab.
4. Um die Keimbekämpfungskraft zu erhöhen, können Sie der Lösung noch 60 ml Apfelessig hinzufügen.

HINWEIS
Wenn E. coli in den Körper eingedrungen ist und sich bereits Symptome zeigen, können Sie einige Tropfen Pfefferminzöl oder Ingweröl auf einen Wattebausch geben und dies einige Minuten lang inhalieren. Die Übelkeit sollte dadurch abklingen.

Staphylokokkeninfektion

Es gibt über 30 Arten von bakteriellen Staphylokokkeninfektionen, die meisten werden jedoch durch *Staphylococcus aureus (S. aureus)* verursacht. Diese Bakterien sind für Hautinfektionen, Lungenentzündungen, Lebensmittelvergiftungen, Blutvergiftungen und das toxische Schocksyndrom verantwortlich. Staphylokokken-Hautinfektionen treten am häufigsten auf und sind in der Regel harmlos. Sie sehen aus wie Pickel, Blasen oder Furunkel. Schwerere Infektionen rufen jedoch rote, geschwollene Hautausschläge mit Eiter oder Ausfluss hervor. Viele Menschen tragen diese Bakterien auf der Haut oder in der Nase, ohne dass es zu Symptomen kommt. Die Bakterien gelangen durch Schnitt- oder Schürfwunden in die Haut, daher ist es wichtig, Wunden sauber zu halten und sich regelmäßig die Hände zu waschen. Wenn die Bakterien in den Körper eindringen und in die Blutbahn gelangen, können Infektionen in zahlreichen Organen auftreten und lebensbedrohlich werden. Die Behandlung kleinerer Staphylokokkeninfektionen besteht in der Regel in der Verabreichung von Antibiotika oder in der Drainage der infizierten Bereiche. Schwere Infektionen erfordern einen Krankenhausaufenthalt. Viele Staphylokokkenarten sind inzwischen resistent gegen Antibiotika. Um diese allgegenwärtigen Bakterien weiterhin bekämpfen zu können, sind daher neue Behandlungsmethoden erforderlich.

Die bakterizide Wirkung einiger ätherischer Öle ist stark genug, um das Wachstum von Staphylokokkeninfektionen zu hemmen, einschließlich solcher, die eine Antibiotikaresistenz aufweisen. Ätherisches Teebaumöl ist eines davon und hemmt nachweislich das Wachstum von *S. aureus.*[31] Es erwies sich bei der Beseitigung von Staphylokokken-Hautinfektionen als ebenso wirksam wie Standardbehandlungen und wirksamer als handelsübliche topische Antiseptika.[32] Grapefruitkernöl und Geranienöl sind in Kombination ebenfalls hochwirksam bei der Beseitigung von antibiotikaresistenten Staphylokokkeninfektionen.[33] Lavendel-, Pfefferminz-, Thymian-,[34] Türkisches Oregano-, Damaszener-Rosen-, Griechisches Wacholder- und Chrysanthemenöl[35] können ebenfalls mit Erfolg eingesetzt werden. Alle drei der im folgenden Rezept verwendeten Öle wirken gegen *S. aureus*.

Topische Lösung bei Hautinfektionen

- 2 Tropfen Teebaumöl
- 1 Tropfen Geranienöl
- 1 TL natives Kokosöl

Stellen Sie bei Hautinfektionen eine Lösung aus dem Teebaumöl, dem Geranienöl und dem Kokosnussöl für äußerliche Anwendungen her.

Listeriose

Listeriose ist eine schwere Infektion, die durch den Verzehr von Lebensmitteln verursacht wird, die mit den Bakterien Listeria monocytogenes kontaminiert sind. Diese Bakterien werden von Menschen am häufigsten durch Fleischwaren, Würstchen, unpasteurisierte Milch und Weichkäse aufgenommen. Die meisten Menschen, die mit diesen Bakterien in Kontakt kommen, haben keine schwerwiegenden Symptome, sie können Muskelschmerzen, Kopfschmerzen, Übelkeit und Durchfall bekommen. Schwangere Frauen jedoch sollten sehr wachsam sein, da Listerien für den Fötus oder das Neugeborene lebensbedrohlich werden können. Menschen mit geschwächtem Immunsystem haben ebenfalls ein höheres Risiko, schwere oder lebensbedrohliche Komplikationen zu entwickeln. Diese Krankheit verläuft zumeist ohne Behandlung, bei Hochrisikopatienten werden jedoch in der Regel Antibiotika verschrieben.

Eine zweiprozentige Lösung aus Nelken- und Zitronengrasöl (96 Tropfen ätherisches Öl auf 240 Milliliter Wasser) kann auf Papiertücher gesprüht und um Weichkäse, Würstchen und Fleischwaren gewickelt werden, um das Wachstum von Listeria-Bakterien zu verhindern. Es wurden Untersuchungen durchgeführt, um herauszufinden, ob und wie diese Öle das Wachstum von Listeria monocytogenes in Rinderhackfleisch hemmen. Bei einer Konzentration von 1,56 Prozent reduzierten diese Öle die Bakterienpopulationen nach einem Tag signifikant.[36] Werden andere Maßnahmen wie die Kühlung von Fleisch, Käse und Milch mit der Anwendung dieser Öle kombiniert, kann dies dazu beitragen, das Wachstum dieser Bakterien zu kontrollieren und die Haltbarkeit von Lebensmitteln zu erhöhen.

Läuse

Es scheint, als ob jedes Jahr Kinder mit einem Zettel nach Hause geschickt werden, der die Eltern warnt, dass es in der Schule einen Ausbruch von Kopfläusen gibt. Diese winzigen Insekten, die die Kopfhaut von Kindern (und Erwachsenen) befallen, lösen Panik und Scham aus, obwohl Läuse kein Zeichen für mangelnde Körperhygiene sind. Sie können vom Kopf fallen und auf Teppichen, Bettwäsche, Handtüchern und Stofftieren landen, wo sie ihre Eier ablegen und noch ein oder zwei Tage lang weiterwachsen. Läuse ernähren sich vom Blut der Kopfhaut und werden durch direkten Kontakt leicht von Mensch zu Mensch übertragen. Man kann mehrere Wochen lang infiziert sein, bevor der Juckreiz einsetzt. Dieser Juckreiz ist eine allergische Reaktion auf den Speichel der Läuse. Die Läuse und Nissen (Eier) sind schwer zu erkennen, aber durch einen genauen Blick auf den Bereich um die Ohren und den Haaransatz kann man sie am ehesten entdecken. Zum Abtöten der erwachsenen Läuse werden rezeptfreie und verschreibungspflichtige medizinische Shampoos verwendet. Die Eier sind jedoch schwerer loszuwerden, da sie mit einer klebrigen Substanz am Haarschaft haften, die sich nur mit Mühe auswaschen lässt. Daher wird eine zweite Behandlung mit dem medizinischen Shampoo empfohlen, wenn die Nissen schlüpfen.

In einer Studie wurde die Wirksamkeit einer Behandlung mit Teebaumöl und Lavendelöl zur Abtötung lebender Läuse untersucht. Verglichen wurde dies mit einem Produkt, das die Läuse erstickt, und einer dritten Behandlung, die Pestizidverbindungen enthält, wie sie meist in solchen Fällen verwendet werden. Die Teebaumöl- und Lavendelöl-Behandlung eliminierte 97,6 Prozent der Läuse, genauso wie die Erstickungsbehandlung, und war deutlich wirksamer als die Behandlung mit dem pestizidhaltigen Wirkstoff.[37] Diese ätherische Ölkombination erwies sich auch als 44,4 Prozent wirksam bei der Beseitigung der Läuseeier[38] und wird als erste Behandlungsmethode bei Läusebefall empfohlen.

Krätze

Seit über 2500 Jahren plagt der Krätzebefall Menschen jeder Herkunft und jeden Alters. Schätzungen zufolge erkranken weltweit jedes Jahr über 300 Millionen Menschen an Krätze, die von der hochansteckenden Grabmilbe *Sarcoptes scabiei* verursacht wird. Diese Milbe wird durch direkten Kontakt von Mensch zu Mensch übertragen. Sobald sie sich auf der Haut befindet, gräbt sie sich in diese ein und erzeugt eine allergische Reaktion, die sich durch extrem juckende, kleine rote Beulen und Blasen äußert. Der Juckreiz ist unerbittlich und ist nachts meist schlimmer, was den Schlaf beeinträchtigt. Übermäßiges Kratzen kann manchmal zu Sekundärinfektionen führen. Diese Symptome sind unter Umständen erst nach einigen Monaten erkennbar, die Milben können sich jedoch auch in dieser Zeit ausbreiten. Nach der Diagnose wird eine Creme verschrieben, die einen Milbenkiller wie Permethrin oder ein orales Medikament wie Ivermectin enthält. Die Creme wird vom Hals abwärts aufgetragen und über Nacht einwirken gelassen, bevor sie abgewaschen wird. Eine zweite Behandlung ist nach sieben Tagen erforderlich. (Es gibt alternative Behandlungsmethoden, die in den USA jedoch nicht alle von der FDA zugelassen sind und ernsthafte Nebenwirkungen haben können.) Antihistaminika eignen sich ebenfalls, um Entzündungen und Juckreiz zu reduzieren.

Teebaumöl hat sich als wirksam bei der Beseitigung von Krätzemilben erwiesen und ist den üblicherweise bei Krätze angewendeten Behandlungen mit Permethrin und Ivermectin überlegen.[39] Teebaumöl besitzt antibakterielle Eigenschaften, die verhindern können, dass sich Sekundärinfektionen in der verletzten Haut festsetzen, und man nimmt an, dass es Entzündungen und Juckreiz reduziert. Weitere antibakterielle und entzündungshemmende Öle, die helfen, Schwellungen zu reduzieren und Sekundärinfektionen zu verhindern, sind Weißer Kampfer, Römische Kamille, Eukalyptus, Rose, Salbei, Sandelholz und Schafgarbe.

Topische Behandlung bei Krätze

- 5 Tropfen Teebaumöl
- natives Kokosöl

1. Geben Sie 5 Tropfen Teebaumöl in etwas natives Kokosöl.
2. Tragen Sie diese Mischung dann auf den Ausschlag auf.

Schnitt- und Schürfwunden

Eine Verletzung der Haut kommt sehr häufig vor und passiert jedem Menschen einmal. Ob man sich beim Schneiden von Möhren in die Fingerspitze schneidet oder auf Kies ausrutscht und sich das Knie aufschürft – jede Schnitt- oder Schürfwunde reißt das Hautgewebe auf und führt oftmals zu Blutungen. Wenn die Wunde tief ist, stark blutet oder ein Gegenstand in ihr steckt, sollten Sie einen Arzt aufsuchen. Wenn es sich jedoch um eine kleinere Wunde handelt, kann sie zu Hause behandelt werden. Waschen Sie Ihre Hände mit Wasser und Seife. Reinigen Sie die Schnitt- oder Schürfwunde, indem Sie kühles, sauberes Wasser darübergießen, um Schmutz und Ablagerungen zu entfernen. Waschen Sie die Stelle dann mit Wasser und Seife. Nach der Reinigung kann eine antibiotische Salbe aufgetragen werden.

Myrrhe wird seit über 4000 Jahren als traditionelles Wundheilmittel von Königen und Bürgerlichen gleichermaßen verwendet, sowohl auf dem Schlachtfeld als auch im häuslichen Bereich. Neuere Untersuchungen bestätigen ihre Wirksamkeit bei der Heilung von verletztem Gewebe. Die verletzte Haut von Mäusen, die mit einer Salbe aus ätherischem Myrrhenöl behandelt wurden, heilte schneller als die verletzte Haut von Mäusen, die mit einer Kontrollsalbe behandelt wurden. Neue, stärkere Hautzellen wurden zügiger angelegt und schlossen die Wunde in kürzerer Zeit.[40]

Infektionen durch opportunistische Krankheitserreger (Erreger, die, normalerweise unschädlich, sich im Fall eines geschwächten Immunsystems ungehemmt vermehren und ausbreiten) treten häufig bei Wunden auf, die nicht richtig gereinigt werden. Myrrhe beschleunigt nicht nur die Wundheilung, sondern wirkt auch als antimikrobielles Mittel gegen Bakterien und Pilze. Sie ist genauso wirksam wie herkömmliche antibiotische und antimykotische Medikamente.[41] Die Anwendung von Myrrhe auf Wunden beschleunigt die Heilung und beugt Infektionen vor. Lavendel-, Teebaum-, Majoran-, Myrten-, Neroli-, Niaouli-, Rosen-, Patschuli-, Sandelholz- und Weihrauchöl sind weitere Öle, die ebenfalls zur Heilung von Schnittverletzungen und anderen oberflächlichen Wunden eingesetzt werden können.

Wundgeruch

Von Druckgeschwüren, diabetischen Fußgeschwüren, Beingeschwüren oder anderen Hautverletzungen am Körper können üble Gerüche ausgehen. Diese Gerüche sind für jeden, der sich in unmittelbarer Nähe des Patienten befindet, unangenehm, aber auch die Auswirkungen auf die Patienten selbst können verheerend sein. Sie ziehen sich möglicherweise sozial zurück, lehnen Intimität ab und fühlen Übelkeit oder verlieren ihren Appetit. Diese Wunden können außerdem zum Nährboden für viele verschiedene Mikroben werden, die auf nekrotischem, das heißt absterbendem Gewebe gedeihen und Verbindungen absondern, die den abstoßenden Geruch erzeugen. Zur Behandlung der Infektion kann der Arzt systemische oder topische Antibiotika verschreiben, von einer routinemäßigen Anwendung wird jedoch aufgrund von Resistenzproblemen der Bakterien und Empfindlichkeiten der Patienten abgeraten.

Schlecht riechende Wunden sind bekanntermaßen schwierig zu behandeln, und gängige Medikamente können den Geruch nicht auf ein akzeptables Maß reduzieren. In einer Studie erhielten Krebspatienten, die Standardantibiotika für nekrotische Geschwüre verabreicht bekamen, zusätzlich zweimal täglich eine Spülung mit einer antibakteriellen ätherischen Ölmischung über die Geschwüre. Eukalyptusöl war das wichtigste ätherische Öl in dieser Mischung. 100 Prozent der Patienten erreichten eine vollständige Beseitigung des Geruchs bis zum dritten oder vierten Tag der Behandlung. Die Öle reduzierten auch die Entzündung der Wunden, und bei einigen Patienten begannen die Geschwüre zu heilen. Die Lebensqualität dieser Patienten verbesserte sich deutlich.[42]

Giftefeu

Nur 15 Prozent der Bevölkerung sind nicht allergisch gegen Giftefeu. Das bedeutet, dass 85 Prozent besonders vorsichtig sein müssen, wenn sie sich im Freien in Gebieten aufhalten, in denen die Pflanze vorkommt. Wenn man gegen die Blätter,

Stängel oder Wurzeln der Pflanze stößt, kann ein öliges Harz namens Urushiol auf die Haut übertragen werden. Selbst wenn kein direkter Kontakt mit der Pflanze stattgefunden hat, kann das Urushiol durch Berühren von Haustieren, Gartengeräten, Kleidung oder anderen Gegenständen, die mit der Pflanze in Berührung gekommen sind, übertragen werden. Das Harz dringt schnell in die Haut ein, und die Symptome entwickeln sich innerhalb von 12 bis 72 Stunden. Rötungen, Juckreiz, Schwellungen und Blasen, die nässen und verkrusten können, sind häufig auf der Haut zu finden und dauern zwischen einer und drei Wochen an. Der Ausschlag ist nicht ansteckend, Urushiol kann aber von Mensch zu Mensch übertragen werden. Das Waschen der betroffenen Haut mit milder Seife und warmem Wasser, um das Harz zu entfernen, mildert die Schwere der Infektion oder verhindert sie sogar, wenn das Harz abgewaschen wird, bevor es in die Haut eindringen kann. Giftefeu ist selbstlimitierend, das heißt, die Symptome klingen oft von selbst – ohne therapeutische Maßnahmen – ab, aber wenn sie schwerwiegend sind oder eine Infektion beginnt, verschreibt der Arzt üblicherweise Kortikosteroide und Antibiotika.

Manuka, Königskerze, Salbei, Rose, Sandelholz und Schafgarbe sind nur einige hilfreiche ätherische Öle, die die Entzündung und den Juckreiz, die durch den allergischen Ausschlag des Giftefeus verursacht werden, reduzieren können. Durch die Verringerung der Schwellung wird der Druck auf die Nerven vermindert und der Juckreiz gestoppt.

Ätherische Öle aus Mexikanischer Orange und Myrrhe wurden getestet und dabei als wirksam bei der Reduzierung von Schmerzen und Entzündungen befunden.[43, 44]

Eine Mischung aus ätherischem Basilikum-, Bitterorangen-, Schwarzem-Pfeffer-, Muskatellersalbei-, Zedernholz-, Nelkenknospen-, Eukalyptus-, Foraha-, Fenchel-, Ingwer-, Strohblume-, Lavendel-, Muskatnuss-, Kiefernnadel-, Rosmarin- und Salbeiöl reduzierte in Labortests an Ratten ebenfalls Entzündungen und linderte die Schmerzen.[45] Wenn Teebaum-, Pfefferminz-, Lavendel-, Oregano-, Patschuli- und Zypressenöl auf die Haut aufgetragen werden, kann verhindert werden, dass Bakterien die verletzte Haut infizieren.

Gel bei Giftefeu-Befall

- einige Tropfen Pfefferminzöl
- 1 TL Aloe-vera-Gel

Geben Sie ein paar Tropfen Pfefferminzöl auf 1 TL Aloe-vera-Gel, um Juckreiz und Entzündungen zu lindern und vor Infektionen zu schützen.

HINWEIS

Um das Wachstum und die Regeneration neuer Zellen während der Heilungsphase der Haut zu fördern, nehmen Sie ein warmes Bad mit ätherischen Ölen aus Manuka, Teebaum und Lavendel.

Kopfschmerzen und Migräne

Kopfschmerz ist ein Schmerz in irgendeinem Teil des Kopfes, der scharf, dumpf oder pochend sein kann. Er kann weniger als eine Stunde bis zu mehreren Tagen andauern. Bei Migräne handelt es sich um starke Kopfschmerzen, die meist auf einer Seite des Kopfes auftreten und von Übelkeit,

Erbrechen sowie Licht- und Geräuschempfindlichkeit begleitet werden. Migräne kann mit Warnzeichen wie blinden Flecken im Blickfeld, Lichtblitzen oder Kribbeln im Gesicht, an den Armen oder Beinen einhergehen. Eine Migräne kann so stark sein, dass die Person nicht normal agieren kann und zur Erholung oftmals Ruhe und Isolation benötigt. Die Ursachen für Migräne sind bei jedem Menschen andere, wobei die Auslöser in Veränderungen des Hormonhaushalts, Nahrungsmittelallergien, Stress, bestimmten Medikamenten, sensorischen Reizen oder Veränderungen in der Umgebung, wie zum Beispiel einem Abfall des Luftdrucks durch einen herannahenden Sturm, liegen können. Regelmäßige Kopfschmerzen können durch eine Vielzahl von Faktoren verursacht werden, von Dehydrierung über zu wenig Schlaf bis hin zu Infektionen. Manchmal sind sie auch Symptome einer Krankheit. Häufig werden schmerzlindernde Medikamente eingesetzt, um die Symptome zu bekämpfen, und bei Migräne werden auch Medikamente gegen Übelkeit verschrieben.

Um die Schwere von Spannungskopfschmerzen zu reduzieren und Linderung zu verschaffen, kann ätherisches Pfefferminzöl auf die Stirn und die Schläfen aufgetragen werden. In einer Doppelblindstudie wurde eine zehnprozentige Pfefferminzöl-Lösung topisch angewendet und nach 15 Minuten eine signifikante Reduzierung der Schmerzintensität festgestellt. Diese Beobachtung hielt über den gesamten Beobachtungszeitraum von einer Stunde an. Es erwies sich sogar als ebenso wirksam wie Paracetamol, ohne dass unerwünschten Nebenwirkungen auftraten.[46] Das 15-minütige Inhalieren von Lavendelöl reduzierte den Schweregrad von Migränekopfschmerzen im Vergleich zur Kontrollgruppe signifikant, wobei 71 Prozent der Teilnehmer positiv darauf reagierten.[47] Andere empfehlenswerte Öle sind Rosmarin, Römische Kamille, Lavandin, Majoran und Rosenholz.

Juckreiz

Juckende Haut kann sehr unangenehm sein und dazu führen, dass man sich kratzen möchte. Ein Juckreiz kann sich auf einen bestimmten Bereich beschränken oder am ganzen Körper auftreten. Eine der häufigsten Ursachen ist ganz schlicht trockene Haut, was sich leicht durch Zufuhr von Feuchtigkeit mittels Cremes, Lotionen und Ölen verbessern lässt. Andere Ursachen lassen sich nicht so leicht beheben. Dazu gehören Juckreiz aufgrund von allergischen Reaktionen, Medikamenten, Krankheiten, emotionalen Problemen und Hautkrankheiten wie Ekzemen. Manchmal wird juckende Haut von Beulen, Hautausschlägen, Blasen oder roter und entzündeter Haut begleitet. Bei Juckreiz zu kratzen verschafft zwar vorübergehend Linderung, kann aber die Haut verletzen, sodass diese rot aussieht, sich rau anfühlt und sich in manchen Fällen entzündet und blutet. Dies wiederum kann zu einer Infektion führen. Juckreizstillende Cremes und Lotionen können den Juckreiz vorübergehend lindern, und kalte Kompressen beruhigen die Nervenfasern, da Kälte und Juckreiz über dieselben Nerven laufen.

Rezeptfreie Produkte, die Menthol und Kampfer enthalten, werden häufig eingesetzt, um den Juckreiz vorübergehend zu lindern. Anstatt diese handelsüblichen Produkte zu verwenden, die eine Reihe anderer, oft unerwünschter Chemikalien enthalten, sollten Sie die reinen ätherischen Öle von Weißem Kampfer und Pfefferminze diffundieren und ihr Aroma über den Tag verteilt einatmen. Die Öle können auch topisch direkt auf die Haut aufgetragen werden, um den Juckreiz zu lindern. In einer Studie wurde eine fünfprozentige Lösung aus Minz-, Lavendel- und Teebaumöl auf die Arme von Hämodialyse-Patienten massiert, die unter juckender Haut litten. Der Juckreiz nahm signifikant ab.[48] Einige andere Öle, die aufgrund ihrer entzündungshemmenden, antiseptischen oder beruhigenden Eigenschaften verwendet werden können – und die alle zur Linderung des Juckreizes beitragen – sind Römische Kamille, Lavendel, Patschuli, Teebaum, Myrrhe, Palmarosa und Sandelholz.

Fibromyalgie

Diese Erkrankung ist durch Muskelschmerzen im ganzen Körper und Druckempfindlichkeit gekennzeichnet. Man geht davon aus, dass das Gehirn von Menschen mit Fibromyalgie Schmerzsignale anders verarbeitet und schmerzhafte Empfindungen verstärkt. Häufig wird die Krankheit von Schlafstörungen, ständiger Müdigkeit, Gedächtnisstörungen und einer veränderten Stimmung begleitet. Die Symptome treten teilweise im Laufe der Zeit schleichend auf oder werden durch starken Stress, eine Infektion, eine Operation oder ein Trauma ausgelöst. Wer an Fibromyalgie leidet, kann Medikamente gegen die Schmerzen oder Antidepressiva einnehmen, um besser schlafen zu können. Wie bei allen Medikamenten sind aber auch hier Nebenwirkungen nicht ungewöhnlich – Übelkeit, Hautausschläge, Magenverstimmung, Gewichtszunahme und sexuelle Probleme sind nur einige davon.

Ätherische Öle können die Lebensqualität von Fibromyalgie-Patienten verbessern. Dabei besteht das vorrangige Ziel für die meisten Patienten darin, ihre Schmerzen zu reduzieren. Dies kann durch die Verwendung des ätherischen Öls aus Xylopia laevigata erreicht werden, einer Heilpflanze, die in der Volksheilkunde zur Behandlung von Schmerzen und Entzündungen eingesetzt wird. Eine neuere Studie bestätigt ihre Wirksamkeit.[49] Die orale Behandlung mit ätherischem Basilikumöl reduzierte die Schmerzempfindlichkeit in einem Fibromyalgie-Modellversuch bei Mäusen,[50] und ätherisches Zitronenöl beeinflusste das Verhalten und die Reaktionen des Nervensystems auf schmerzhafte Stimulationen bei Ratten.[51] Das Inhalieren oder Auftragen dieser (verdünnten) ätherischen Öle auf die Haut kann die lähmenden Schmerzen reduzieren und dem Patienten Linderung verschaffen.

Grapefruit-, Majoran- und Lavendelöl können gegen die Müdigkeit helfen, die Fibromyalgie-Patienten oft plagt und sie unfähig macht, ihre täglichen Aufgaben zu erfüllen. Patienten, die feststellen, dass ihr Gedächtnis oder die Konzentration nachlässt, werden nach der Anwendung von Pfefferminz-, Rosmarin-, Zitronen- und Kardamomölen, die das Gedächtnis verbessern können, sicherlich wieder aufleben. Mehr Energie und weniger Schmerzen zu haben kann schon ausreichen, um die Stimmung zu heben. Zusätzlich dazu verbessern Muskatellersalbei-, Bergamotte-, Neroli-, Weihrauch- oder Rosmarinöl mit ihrer antidepressiven Wirkung die Stimmung. Die Verwendung einer Kombination aus mehreren dieser Öle kann unterstützend eingesetzt werden, um die Symptome der Fibromyalgie zu lindern.

Gliederschmerzen

Nervenschmerzen können durch erkrankte oder beschädigte Nerven des peripheren Nervensystems entstehen. Die Kommunikation zwischen dem Gehirn und den betroffenen Körperteilen ist dann unterbrochen und kann zu Taubheit oder Kribbeln in den Händen und Füßen, Muskelschwäche oder mangelnder Koordination, Berührungsempfindlichkeit und Schmerzen führen. Eine Schädigung der Nerven kann die Folge von Belastungen mit Giftstoffen, Verletzungen, Medikamenten, Nährstoffmangel, Erbkrankheiten oder anderen Krankheiten, wie zum Beispiel Diabetes, sein. Zur Linderung von Nervenschmerzen werden schmerzlindernde Medikamente, Operationen, Physiotherapie, transkutane (also durch die Haut hindurch gehende) elektrische Nervenstimulation und Akupunktur eingesetzt.

Nerven haben die Fähigkeit, sich selbst zu heilen, wenn die Schädigung nicht zu schwer ist. Dies ist ein langsamer Prozess, der bis zu neun Monate oder länger andauern kann. Es ist wichtig, die Quelle des Nervenschmerzes zu finden, bevor ein Heilungsprozess beginnen kann. In der Zwischenzeit steht die Schmerzbehandlung im Vordergrund. Dabei sollte eine Operation immer die letzte Option sein, und die Einnahme von Medikamenten ist zwar in vielen Fällen wirksam, hat aber sehr viele unerwünschte Nebenwirkungen.

Der Einsatz von ätherischen Ölen zur Schmerzlinderung kann effektiv und sicher für den genesenden Körper sein. Eine Studie zeigte, dass die topische Behandlung mit Pfefferminzöl, das auf die Haut einer Frau aufgetragen wurde, die an Nervenschmerzen litt, bei der Reduzierung der Nervenschmerzen sofort wirksam war. Die Wirkung hielt vier bis sechs Stunden nach der Anwendung an.[52] Eine andere Studie über neuropathische Schmerzen ergab, dass Lavendel-, Geranien-, Bergamotte-, Teebaum- und Eukalyptusöl, gemischt mit sechs homöopathischen Substanzen, die Schmerzen bei 93,3 Prozent der Probanden innerhalb von 30 Minuten reduzierte. Dieses Ergebnis war deutlich höher als bei der Placebogruppe, bei der nur bei 35 Prozent der Probanden eine Verbesserung eintrat.[53] Römische Kamille, Westindischer Lorbeer, Süßer Majoran, Ingwer und schwarzer Pfeffer sind weitere ätherische Öle, die zur Linderung von Nervenschmerzen verwendet werden.

Erleichterung bei Gliederschmerzen

- einige Tropfen eines der folgenden Öle: Pfefferminz, Lavendel, Geranie, Bergamotte, Teebaum, Eukalyptus, Römische Kamille, Westindischer Lorbeer, Süßer Majoran, Ingwer oder schwarzer Pfeffer
- 1 TL Reiskleieöl

1. Fügen Sie ein paar Tropfen zu 1 TL Reiskleieöl hinzu.
2. Gießen Sie die Mischung in ein warmes Bad oder massieren Sie sie auf die Haut, um eine sofortige und dauerhafte Linderung zu erzielen.

Hyperlipidämie

Bei einer Hyperlipidämie ist der Fettgehalt im Blut, wie beispielsweise Cholesterin und Triglyceride, erhöht. Hyperlipidämie verursacht Arteriosklerose, eine Krankheit, bei der sich Ablagerungen in den arteriellen Blutgefäßen ansammeln, die sauerstoffreiches Blut in den Körper transportieren. Die Ablagerungen, die aus Fett, Cholesterin, Kalzium und weiteren Substanzen bestehen, legen sich entlang der Arterienwände an. Mit der Zeit verhärten sie und verengen die Arterien. Wenn dies nicht behandelt wird, kann der Blutfluss so stark eingeschränkt werden, dass es zu einem Herzinfarkt, zu einem Schlaganfall oder sogar zum Tod kommen kann. Arteriosklerose ist eine sehr verbreitete Krankheit, die oft ohne äußere Symptome auftritt. Zu den Risikofaktoren gehören eine ungesunde Ernährung, Bewegungsmangel und Rauchen. Es ist daher nicht überraschend, dass die Hauptbehandlung darin besteht, den Lebensstil zugunsten einer gesunden Lebensweise zu ändern.

Die Senkung des Fettgehalts im Blut verringert das Risiko einer Hyperlipidämie und der damit verbundenen kardiovaskulären Symptome. Um diesen Prozess zu unterstützen, diffundieren Sie ätherisches Schwarzkümmelöl und inhalieren Sie es ein bis zwei Stunden lang über den Tag verteilt. Bei hyperlipidämischen Ratten wurde in einer Studie festgestellt, dass dieses Öl den Triglyceridspiegel senkt und somit das Risiko einer Herzerkrankung reduziert. Es erhöhte auch die Werte des HDL-Cholesterins, wodurch das Risiko einer Herzerkrankung gesenkt wird, da schädliches Cholesterin aus dem Blut entfernt wird.[54] Auch bei Myrrhe wurde gezeigt, dass sie hohe Blutfettwerte bei Ratten senkt,[55] obwohl ein Extrakt der Myrrhepflanze, nicht das ätherische Öl, verwendet wurde. Die aktive Komponente könnte sowohl im Extrakt als auch im Öl vorhanden sein, was dem Öl eine antihyperlipidämische Wirkung verleiht. Andere ätherische Öle, die eingesetzt werden, um die kardiovaskuläre Gesundheit zu verbessern oder den Fettabbau im Körper zu unterstützen, sind Grapefruit, Zimtblätter, Ingwer, Pfefferminze, Zitrone und Fenchel.

Bluthochdruck

Die Kraft, die auf die Arterienwände ausgeübt wird, während das Blut durch sie fließt, bestimmt den Blutdruck. Der Druck wird in den Arterien gemessen, wenn sich das Herz zusammenzieht (systolisch) und wenn das Herz in Ruhestellung ist (diastolisch). Er wird dadurch bestimmt, wie viel Blut das Herz pumpt und auf welchen Widerstand es stößt, wenn es durch die Arterien fließt. Ein Blutdruck, der dauerhaft über 140/90 mmHg (Millimeter-Quecksilbersäule) liegt, gilt als hoch und wird als Bluthochdruck oder Hypertonie bezeichnet. Dieser Zustand entwickelt sich langsam im Laufe der Zeit, und viele Menschen leiden daran, ohne es zu wissen. Bluthochdruck kann die Blutgefäße und das Herz schädigen. Wenn er unbehandelt bleibt, kann er zu einem Herzinfarkt oder Schlaganfall führen. Die primäre Hypertonie hat keine erkennbare Ursache, obwohl Fettleibigkeit, Rauchen, schlechte Ernährung, Bewegungsmangel und hoher Salzkonsum einige häufige Risikofaktoren sind. Die sekundäre Hypertonie hat eine zugrunde liegende Ursache und kann durch Drogen oder bestimmte Medikamente, Alkoholmissbrauch, Schilddrüsen- oder Nierenprobleme verursacht werden. Bluthochdruck spricht gut auf Änderungen des Lebensstils an. Mehr Bewegung, eine nährstoffreiche Ernährung, Stressabbau sowie der Verzicht auf Rauchen und Alkohol sollten den Blutdruck senken. Es gibt viele Medikamente zur Senkung des Blutdrucks, darunter Thiaziddiuretika zur Reduzierung des Blutvolumens, Betablocker zur Verlangsamung der Herzfrequenz, ACE-Hemmer, welche die Wirkung einiger Hormone blockieren, die den Blutdruck regulieren, sowie Kalziumkanalblocker und Reninhemmer zur Erweiterung der Arterien. Alle diese Medikamente gehen mit erheblichen Nebenwirkungen wie Durchfall, Müdigkeit, Schwindel, Übelkeit, Erektionsstörungen und Kopfschmerzen einher.

Die erste Maßnahme zur Bekämpfung von Bluthochdruck sollte eine Änderung des Lebensstils sein. Wenn zusätzliche Maßnahmen erforderlich sind, versuchen Sie, täglich einige Minuten lang ätherische Öle zu inhalieren, bevor Sie sich auf eines der oben beschriebenen Medikamente verlassen. Der Blutdruck kann auf diese Weise gesenkt werden, ohne eine der vielen Nebenwirkungen der konventionellen Medikamente ertragen zu müssen. Bluthochdruckpatienten, die 30 Tage lang zweimal täglich eine Mischung aus ätherischen Ölen aus Zitrone, Lavendel und Ylang-Ylang inhalierten, senkten signifikant ihren systolischen Blutdruck und ihre Aktivität des sympathischen Nervensystems,[56] wodurch die Herzfrequenz gesenkt wurde. Lavendel und Ylang-Ylang können auch zusammen mit dem ätherischen Öl der Bergamotte inhaliert werden, um den Blutdruck in einem hypertensiven Zustand wirksam zu senken.[57] Majoran, Petersilie, Sandelholz, Schafgarbe, Muskatellersalbei und Zitronenmelisse werden ebenfalls häufig verwendet. Vermeiden Sie jedoch unbedingt ätherische Öle aus Ysop, Rosmarin, Thymian und Salbei, da diese den Blutdruck negativ beeinflussen können.

Entzündungen und Schmerzen

Verletzungen, die zu einer Schädigung des Gewebes führen, können das Immunsystem dazu veranlassen, im Rahmen des Heilungsprozesses eine Entzündungsreaktion zu aktivieren. Fremde Eindringlinge wie Bakterien und Viren können diese Reaktion ebenfalls auslösen, die den Körper verteidigen und von Infektionen befreien soll. In diesem Fall strömen weiße Blutkörperchen in den verletzten Bereich, um abgestorbene oder beschädigte Zellen, Keime und anderes Fremdmaterial aufzunehmen. Der Blutfluss erhöht sich, und zwischen den Zellen tritt Flüssigkeit aus, was zu Rötung, Schwellung und Erwärmung führt. Mit diesem Prozess sind oft, aber nicht immer, Schmerzen verbunden. Entzündungen sind entweder akut – wie bei Halsschmerzen oder einem verstauchten Knöchel – oder chronisch wie bei einer Arthrose oder Morbus Crohn. Akute Entzündungen sind nützlich, weil sie den Körper schützen, chronische Entzündungen können jedoch zu Herzproblemen, Diabetes, Krebs und anderen Krankheiten und Beschwerden führen. Der Verzehr von entzündungshemmenden Lebensmitteln wie Kaltwasserfisch, Brokkoli, Beeren und einigen Vollkornprodukten sowie die Einnahme von entzündungshemmenden Medikamenten und Nahrungsergänzungsmitteln können hierbei hilfreich sein.

Mit dem Einsatz von ätherischen Ölen lassen sich Entzündungen und Schmerzen lokal und systemisch auf natürliche Weise reduzieren. Sie können topisch auf den Ort der Entzündung aufgetragen oder inhaliert werden, womit ihre flüchtigen Bestandteile eingeatmet werden. Die ätherischen Öle von Xylopia laevigata, einer in der Volksheilkunde bekannten Heilpflanze, Mexikanischer Orange und Myrrhe wurden an verletzten Nagetieren getestet. Sie waren alle wirksam bei der Reduzierung von Schmerzen und Entzündungen.[58, 59, 60] Basilikum, Bitterorange, schwarzer Pfeffer, Muskatellersalbei, Zedernholz, Nelkenknospe, Eukalyptus,

Tamanu (Foraha), Fenchel, Ingwer, Immortelle, Lavendel, Muskatnuss, Kiefernnadel, Rosmarin und Salbei wurden in einem Trägeröl gemischt und auf ihre Fähigkeit getestet, Entzündungen zu reduzieren, Schmerzen zu lindern und die Mobilität bei Ratten mit Arthrose zu erhöhen. Wie sich zeigte, wurden Schwellungen signifikant reduziert.[61] Schmerzen mit oder ohne Schwellungen können zudem mit ätherischen Ölen aus Basilikum[62] und Zitrone gemildert werden.[63]

Parodontitis

Eine gute Mundhygiene ist äußerst wichtig, um Parodontitis zu verhindern. Dies ist eine schwere Zahnfleischerkrankung, bei der sich das Zahnfleisch von den Zähnen zurückzieht und Taschen bildet, in denen sich Bakterien vermehren und Entzündungen verursachen können. Die Taschen werden mit der Zeit tiefer, wodurch sich noch mehr Bakterien ansiedeln. In der Folge verschlimmert sich die Entzündung, und es kommt zu einer Infektion. Schließlich werden das Zahnfleisch, das Gewebe und die Knochen, die die Zähne stützen, zerstört, und die Zähne drohen auszufallen oder müssen entfernt werden. Beobachten Sie das Zahnfleisch dahingehend, ob es rot und geschwollen ist und sich schmerzhaft anfühlt. Anzeichen für Parodontitis sind auch, wenn sich zwischen den Zähnen neue Zwischenräume bilden und wenn sich die Zähne locker anfühlen. Wenn Sie eines dieser Symptome an sich beobachten oder wenn sich das Zahnfleisch zurückbildet oder Eiter zwischen den Zähnen und dem Zahnfleisch auftritt, ist es an der Zeit, Maßnahmen zu ergreifen und einen Zahnarzt aufzusuchen, um das Fortschreiten dieser Krankheit zu verhindern.

In einer Studie an Ratten mit Parodontitis wurde den Tieren über elf Tage dreimal täglich ätherisches Öl aus schwarzem Salbei verabreicht. Im Vergleich zu einem Placebo-Öl hemmte schwarzer Salbei den Knochenabbau und das Wachstum von Porphyromonas gingivalis, einem oralen Bakterium, das zu Parodontitis beiträgt.[64]

Mundspülung gegen Parodontitis

- einige Tropfen ätherisches Öl aus schwarzem Salbei
- 1 TL natives Kokosöl

1. Mischen Sie ein paar Tropfen ätherisches Öl aus schwarzem Salbei mit dem Kokosöl, das ebenfalls hervorragend geeignet ist, um Bakterien im Mund zu zerstören.
2. Spülen Sie diese Mischung 20 Minuten lang im Mund.
3. Spucken Sie die Mischung anschließend in den Müll aus.
4. Führen Sie diese Prozedur für eine Verbesserung der Mundgesundheit einmal täglich durch.

HINWEIS
Andere antibakterielle Öle, die sich zur Mundspülung eignen, sind Nelke, Pfefferminze, Oregano, Orange, Zimtblatt und Lavendel. Diese Öle können in einem Verhältnis von 1 zu 4 in nativem Kokosnussöl verdünnt und auf das Zahnfleisch gerieben werden.

Karies

Der Mund ist voller Bakterien, von denen einige hilfreich und andere schädlich sind. Die schädlichen Bakterien bilden eine klebrige, farblose Substanz, die an den Zähnen und am Zahnfleischrand haftet. Diese Substanz wird Plaque genannt. Plaque ernährt sich gern von Zucker und Stärke, weshalb fast jede Mahlzeit der Plaque Treibstoff für ihr Wachstum liefert. Wenn sich die Bakterien in der Plaque durch Zucker ernähren, produzieren sie Säuren. Diese Säuren demineralisieren die Zahnoberfläche, indem sie Kalzium und Phosphat aus dem Zahnschmelz herauslösen.

Der Speichel versucht nun, die Säuren zu neutralisieren und die fehlenden Mineralien bereitzustellen, damit der Zahnschmelz remineralisieren kann. Wenn die Demineralisierung schneller abläuft als die Remineralisierung, beginnt der Zahn zu zerfallen, und es entstehen Löcher oder Karies. Karies ist ein gravierendes Problem im Bereich der Mundgesundheit und betrifft bis zu 90 Prozent der Schulkinder und die Mehrheit der Erwachsenen. Die einzige Behandlung für Karies besteht darin, den kariösen Zahn aufzubohren und das Loch mit Komposit, Keramik oder Amalgam zu füllen.

Wenn eine Karies einmal begonnen hat, kann der Prozess nicht mehr rückgängig gemacht werden. Die beste Vorgehensweise ist es daher, Karies zu verhindern, bevor sie entsteht. Eine gute Mundhygiene ist unerlässlich und sollte zweimal täglich die Verwendung von Zahnseide sowie Zähneputzen beinhalten. Eine Reduzierung des Zuckerkonsums kann ebenfalls dazu beitragen, den Säureausstoß der Bakterien zu verringern, die eine Zahnschmelzerosion verursachen.

Als zusätzliche Maßnahme kann ätherisches Öl verwendet werden, um das Bakterienwachstum im Mund zu hemmen. Pfefferminz- und Salbeiöl sind hochwirksam bei der Reduzierung von Bakterien im Mund.[65] Wenn Sie diese Öle morgens und abends in Form einer Mundspülung verwenden, verringern Sie die Anzahl der Karies verursachenden Bakterien und schützen die Zähne vor Säureerosion.

Mundspülung

- 3 Tropfen Pfefferminzöl
- 1 TL natives Kokosöl

1. Mischen Sie das Pfefferminzöl mit dem Kokosöl.
2. Kauen und spülen Sie dies mehrere Minuten lang im Mund.
3. Spucken Sie es anschließend aus und putzen Sie Ihre Zähne wie gewohnt.

Zahnfleischentzündung

Die Gingiva ist der Teil des Zahnfleisches um die Zahnbasis, der erkranken und eine Zahnfleischentzündung (Gingivitis) verursachen kann. Das Zahnfleisch kann sehr leicht bluten, anschwellen und sich von rosa zu rot verfärben. Es beginnt sich zurückzubilden, woraufhin Karies entsteht. Gingivitis wird verursacht, wenn sich verhärteter Zahnbelag, genannt Zahnstein, unterhalb und oberhalb des Zahnfleischrandes bildet. Der Zahnstein ist voller Bakterien, und es sind diese Bakterien, die die Infektion auslösen. Auf den Zähnen bildet sich täglich Zahnbelag (Plaque), der jedoch durch tägliches Zähneputzen und Verwendung von Zahnseide leicht entfernt werden kann. Eine Gingivitis ist viel schwieriger zu beseitigen, wenn sie sich zu Zahnstein verhärtet. Diese Krankheit kommt häufig vor, und da die Symptome oft mild sind, wissen die meisten Menschen nicht, dass sie daran erkrankt sind. Eine professionelle Zahnreinigung ist hier erforderlich, gefolgt von einer guten Mundhygiene zu Hause.

Zusätzlich zum regelmäßigen Zähneputzen verwenden viele Menschen antibakterielle Mundspülungen, um die Bakterien im Mund loszuwerden, die für die Plaquebildung verantwortlich sind und zu Gingivitis führen. Viele dieser Produkte enthalten Verbindungen wie Chlorhexidin, Triclosan und Wasserstoffperoxid, die die Haut und das Atemwegsgewebe reizen können. In der Regel werden außerdem Konservierungs- und Aromastoffe zugesetzt, von denen einige bekanntermaßen Hormonstörungen hervorrufen können.

Reine ätherische Öle, die sicher in Trägerölen verdünnt und zum Spülen des Mundes verwendet werden, helfen, Zahnfleischentzündungen vorzubeugen. In einer klinischen Doppelblindstudie wurde ein zehn Prozent ätherisches Pfeffer- und Rosmarinöl enthaltendes Gel hinsichtlich seiner hemmenden Wirkung auf die Plaque-Entwicklung im Mund getestet. Nach drei Wochen war die Gingivitis im Vergleich zur Testgruppe effektiv unter Kontrolle.[66] Tatsächlich ergab eine systematische Überprüfung von Studien, in denen verschiedene Mundspülungen mit ätherischen Ölen auf Plaque-Entwicklung und Zahnfleischentzündung getestet wurden, dass diese Mundspülungen genauso wirksam waren wie handelsübliche Mundspülungen, die das üblicherweise verwendete Antiseptikum Chlorhexidin enthalten. Die ätherischen Öle von Zimtblättern, Pfefferminze, Minze, Zitrone und Nelke haben allesamt antiseptische Eigenschaften und können zur Bekämpfung von Mundbakterien und zur Verringerung des Risikos einer Zahnfleischentzündung eingesetzt werden.

Mundspülung gegen Zahnfleischentzündung

- 2 Tropfen ätherisches Zimtblattöl
- 1 TL natives Kokosöl

1. Verdünnen Sie jeden Morgen nach dem Zähneputzen 2 Tropfen ätherisches Zimtblattöl in 1 TL nativem Kokosöl.
2. Spülen Sie damit 30 Sekunden bis 1 Minute lang im Mund.
3. Spucken Sie es anschließend in den Müll, um eine Verstopfung des Abflusses zu verhindern.

Arthritis und Arthrose

Arthritis ist die häufigste entzündliche Gelenkerkrankung in den Vereinigten Staaten,[67] von der mehr als 50 Millionen Menschen betroffen sind. In Deutschland leiden – je nach Quelle – einer von 100 Menschen an Arthritis sowie bis zu acht Millionen Menschen an Arthrose, Tendenz steigend.[68] Bei Arthritis – bei der mehrere Formen unterschieden werden, wobei die rheumatoide Arthritis die häufigste ist – und Arthrose handelt es sich weltweit um die beiden meistvorkommenden Gelenkerkrankungen. Arthritis ist durch eine Entzündung der Gelenke gekennzeichnet, während Arthrose gemeinhin als Abnutzungserscheinung beziehungsweise Verschleißerkrankung gilt.

Die Gelenke stellen die Verbindung zwischen den Knochen her und ermöglichen dadurch unsere Beweglichkeit. Sie werden durch den Knorpel gepolstert, der es dem Gelenk ermöglicht, sich reibungslos und leicht zu bewegen.

Arthrose betrifft vor allem Menschen mit zunehmendem Alter, da sie durch natürlichen Verschleiß verursacht wird. Für die Entstehung einer Arthrose kann zudem Vererbung eine Rolle spielen, ebenso wie Verletzungen, Traumata oder Krankheiten. Die Betroffenen leiden unter schmerzhaften, knarrenden, steifen und geschwollenen Gelenken, und die Beweglichkeit ist vor allem in den Händen, Füßen, der Wirbelsäule, den Hüften und den Knien eingeschränkt. Bei Arthrose baut sich der Knorpel ab, wodurch es zu Entzündungen kommt. Infolgedessen wird zusätzliche Flüssigkeit im Gelenk produziert, was zu einer Schwellung führt. Zur Linderung der Symptome sollte man die Belastung des Gelenkknorpels reduzieren, was durch Gewichtsabnahme und das Vermeiden bestimmter Aktivitäten erreicht werden kann. Das Ziel der Behandlung ist es, Schmerzen und Entzündungen zu reduzieren, um eine komfortablere Bewegung zu ermöglichen. Zu diesem Zweck werden häufig Medikamente in Form von Tabletten, Cremes, Gelen und sogar Injektionen in das betroffene Gelenk verabreicht. Diese Medikamente können allerdings Nebenwirkungen in Form von Magen-Darm-Beschwerden wie Magenverstimmungen, Durchfall oder Geschwüre verursachen.

Rheumatoide Arthritis ist eine Autoimmunerkrankung, bei der das Immunsystem fälschlicherweise das eigene Körpergewebe angreift. Die Auskleidung der Gelenke schwillt schmerzhaft an und es kann mit der Zeit zu Knochenabbau und Gelenkverformungen kommen. Diese Symptome können sich auch auf andere, nicht gelenknahe Gewebe des Körpers ausbreiten. Es ist leider nicht bekannt, was diese Krankheit verursacht, aber man vermutet eine genetische Veranlagung in Kombination mit Auslösern aus der Umwelt. Diese chronische Krankheit ist nicht heilbar und wird meist mit Medikamenten behandelt, wobei nicht steroidale Antirheumatika, Steroide oder krankheitsmodifizierende Antirheumatika verschrieben werden, um Schmerzen, Schwellungen und Gelenkschäden zu reduzieren. Mögliche Nebenwirkungen sind Verdauungsprobleme, Leber- und Nierenschäden, Herzprobleme, Knochenverdünnung, Diabetes, Gewichtszunahme und schwere Lungeninfektionen.

Viele ätherische Öle wie Nelke, Oregano, Rosmarin, Zitrone und Lavendel enthalten phenolische und andere Verbindungen, die als Antioxidantien bekannt sind. Antioxidantien können die Wirkung von reaktiven Sauerstoffspezies (Sauerstoffradikale) und freien Radikalen stoppen, die den Gelenkverschleiß bei Arthritis verursachen.[69] Weitere Öle, die entzündungshemmende Verbindungen enthalten, können Schwellungen und Schmerzen in den Gelenken reduzieren. Zu den ätherischen Ölen mit entzündungshemmenden Eigenschaften gehören Weihrauch, Pfefferminze, Myrrhe, Ingwer, Lavendel, Rosmarin und Eukalyptus. Das Auftragen eines dieser Öle oder einer Kombination aus diesen Ölen in einem Trägeröl kann Entzündungen reduzieren, Schmerzen lindern und die Mobilität erhöhen. Die Wirkung einer Salbe mit einem Anteil an ätherischen Ölen von 20 Prozent, die zu Beginn der Arthritis topisch aufgetragen wurde, wurde in einer Studie an Ratten mit Arthritis untersucht. Im Vergleich zu den mit einem Placebo behandelten Ratten entwickelten die mit den ätherischen Ölen behandelten Tiere weniger schwere arthritische Symptome. Es wurde eine signifikante Reduktion der Menge an pro-inflammatorischen Verbindungen, die Schwellungen verursachen, und an Enzymen, die die Menge der Synovialflüssigkeit (Gelenkschmiere) verringern, festgestellt. In dieser Studie wurden 16 ätherische Öle in einem Trägeröl gemischt (Basilikum, Bitterorange, schwarzer Pfeffer, Muskatellersalbei, Zedernholz, Nelkenknospe, Eukalyptus, Tamanu (Foraha), Fenchel, Ingwer, Immortelle, Lavendel, Muskatnuss, Kiefernnadel, Rosmarin und Salbei). Die Wirkungen wurden den ätherischen Ölen und nicht dem Trägeröl zugeschrieben.[70]

Kehlkopfentzündung

Im Kehlkopf, der auch als Stimmbox bezeichnet wird, liegen die Stimmbänder, die schwingen, wenn Luft durch sie hindurchströmt, und die Töne erzeugen. Von einer Kehlkopfentzündung (*Laryngitis*) spricht man, wenn sich die Stimmbänder entzünden, was zu Heiserkeit oder Stimmverlust führt und nicht selten mit Schmerzen im Hals- und Rachenraum einhergeht. Dieser Zustand kann akut sein, was bedeutet, dass er plötzlich durch eine Virusinfektion oder Überlastung auftritt und nicht länger als ein paar Wochen dauert. Eine chronische Laryngitis kann auch durch eine Infektion verursacht werden, aber auch inhalative Reizstoffe, chronische Sinusitis, saurer Reflux, inhalative Steroidmedikamente [die über das Einatmen aufgenommen werden] und übermäßiger Husten sind weitere Ursachen. Diese Art der Kehlkopfentzündung kann drei Wochen oder länger andauern, je nachdem, wie lange der Kehlkopf den reizenden Bedingungen oder Chemikalien ausgesetzt ist. Menschen mit Symptomen, die länger als zwei Wochen andauern, sollten einen Arzt aufsuchen, aber akute Fälle können zu Hause mit einer Schonung der Stimme behandelt werden.

Ätherische Öle können die Symptome einer Halsentzündung lindern und eine rasche Genesung ermöglichen. Die Verwendung von Ölen, die entzündungshemmende und antimikrobielle Eigenschaften haben, beruhigt das Stimmgewebe, reduziert die Schwellung und hilft bei der Beseitigung einer Infektion, die für diesen Zustand verantwortlich ist.

Inhalation bei Kehlkopfentzündung

- 2–3 Tropfen Römische Kamille
- 2–3 Tropfen Lavendelöl
- heißes Wasser

1. Geben Sie die ätherischen Öle in eine Schüssel mit heißem Wasser.
2. Legen Sie ein Handtuch über Ihren Kopf und inhalieren Sie den Dampf fünf Minuten lang.

HINWEIS

Sie können auch ein paar Tropfen Geranien-, Niaouli-, Salbei-, Kiefern-, Zitronen- oder Ingweröl in warmes Wasser geben und einen Waschlappen darin eintauchen. Drücken Sie das überschüssige Wasser aus und legen Sie den Waschlappen über Ihren Kehlkopf. Diese Öle können auch diffundiert werden, wobei Sie darauf achten sollten, dies in einem feuchten Raum zu tun, beispielsweise im Badezimmer bei laufender Dusche, da die Feuchtigkeit hilft, den Schleim im Rachen zu lösen.

Lungenentzündung

Eine Lungenentzündung *(Pneumonie)* ist eine Infektion der Lunge, die eine Entzündung der Lungenbläschen verursacht, die sich mit Eiter oder Flüssigkeit füllen können. Eine Lungenentzündung wird durch verschiedene Bakterien, Viren oder Pilze verursacht, wenn ein Mensch Luft einatmet, die die Krankheitserreger enthält. In Krankenhäusern ist das Bakterium Klebsiella pneumoniae häufig eine Ursache für Lungenentzündungen bei Patienten, deren Immunsystem bereits durch andere Krankheiten geschwächt ist. Hier wird es am häufigsten durch den Kontakt von Patient zu Patient, durch Beatmungsmaschinen oder Katheter verbreitet. Wenn eine Lungenentzündung vorliegt, kann der Patient Schmerzen in der Brust, Kurzatmigkeit, Husten mit Auswurf (Schleim), Übelkeit, Fieber und Müdigkeit entwickeln. Diese Art von Lungenentzündung kann sehr schwerwiegend sein, zum einen, weil es den Patienten schwerer fällt, die bakterielle Infektion selbst zu bekämpfen, zum anderen, weil diese Art von Bakterien in der Regel gegen Antibiotika resistent ist.

Eugenol ist eine Verbindung, die in vielen ätherischen Ölen vorkommt, wie in Nelke, Lorbeer, Geranie, Oregano, Muskatnuss, Zimt, Basilikum, Dill und Zitronenmelisse. Diese Verbindung wurde in einer Studie gegen das Lungenentzündung verursachende Bakterium Klebsiella pneumoniae getestet, und es wurde festgestellt, dass sie dessen Wachstum hemmt, während die Antibiotika Ampicillin, Erythromycin und Sulfamethizol dazu nicht in der Lage waren.[71]

Öle zur Inhalation bei Lungenentzündung

- einige Tropfen Nelkenöl
- einige Tropfen Muskatnussöl
- einige Tropfen Zitronenmelissenöl
- warmes Wasser

1. Geben Sie ein paar Tropfen Nelken-, Muskatnuss- und Zitronenmelissenöl in eine Schüssel mit warmem Wasser.
2. Beugen Sie sich über die Schüssel und bedecken Sie den Kopf mit einem Handtuch.
3. Atmen Sie tief ein. Das Einatmen dieser ätherischen Öle sollte es dem Eugenol ermöglichen, in die Lunge zu gelangen und auf die Bakterien am Ort der Infektion einzuwirken.

Menstruationsschmerzen

Frauen im gebärfähigen Alter haben oft Schmerzen und Krämpfe kurz vor oder während der ersten Tage der Menstruation. Die Schmerzen können leicht bis stark sein und werden als dumpfe, pochende Schmerzen im Unterbauch, in den Hüften, im Rücken und in den Oberschenkeln beschrieben. Sie dauern in der Regel 12 bis 72 Stunden an und schränken manche Frauen so sehr ein, dass sie mehrere Tage lang nicht ihren normalen Aktivitäten nachgehen können. Die Schmerzen entstehen, wenn sich die Muskeln der Gebärmutter zu stark zusammenziehen und Druck auf die umliegenden Blutgefäße ausüben. Die Sauerstoffzufuhr zum Muskelgewebe der Gebärmutter wird vorübergehend unterbrochen, wodurch Schmerzen entstehen. Zur Schmerzlinderung werden rezeptfreie Schmerzmittel und hormonelle

Verhütungsmittel eingesetzt. Primäre Regelschmerzen treten in der Regel in jedem Menstruationszyklus auf und können mit anderen Symptomen wie Übelkeit, Erbrechen, Durchfall und Müdigkeit verbunden sein. Sie werden von sekundären Regelschmerzen unterschieden, denen eine Fortpflanzungsstörung oder eine Infektion zugrunde liegt. Das Hauptziel bei der Behandlung dieses Leidens ist es, die Schmerzen zu reduzieren und die Symptome zu behandeln.

Eine Studie, in der die schmerzlindernde Wirkung einer Creme mit drei Prozent ätherischen Ölen aus Lavendel, Muskatellersalbei und Majoran getestet wurde, ergab, dass die Dauer der Menstruationsschmerzen signifikant reduziert wurde.[72] Eine ähnliche Studie zeigte, dass eine Kombination aus ätherischen Ölen aus Lavendel, Muskatellersalbei und Rose die Schwere der Menstruationsschmerzen verringert.[73] Andere Öle zur Schmerzlinderung sind Geranie, Römische Kamille und Eukalyptus. Einige erfüllen eine Doppelfunktion. Ylang-Ylang wirkt beruhigend und krampflösend, Pfefferminz- und Ingweröl können Schmerzen und Übelkeit reduzieren und schwarzer Pfeffer und Zypresse minimieren Schmerzen und Blähungen.

Linderung von Menstruationsschmerzen

- 1 TL Mandelöl
- 2 Tropfen Lavendelöl
- 1 Tropfen Pfefferminzöl

1. Zur Linderung der Dauer und Intensität von Schmerzen und anderen Symptomen während der Menstruation massieren Sie 1 TL Mandelöl mit 2 Tropfen Lavendel und 1 Tropfen Pfefferminzöl auf den Unterleibsbereich ein.

2. Beginnen Sie einen Tag vor dem Einsetzen der Menstruation und setzen Sie die Anwendung für einige Tage danach fort.
3. Wählen Sie aus den genannten Ölen diejenigen Öle aus, die bei Ihren spezifischen Symptomen helfen.

Hitzewallungen

Wenn Frauen in die Wechseljahre kommen, erleben bis zu zwei Drittel von ihnen Hitzewallungen, das plötzliche Auftreten von intensiver Hitze oder Wärme in Gesicht, Hals und Brust. Es kann von Herzrasen, geröteter Haut und Schwitzen begleitet sein. Jede Frau erlebt diese Symptome anders. Manche haben sie nur für einen kurzen Zeitraum, während andere sie ihr ganzes (restliches) Leben begleiten. Egal, ob die Hitzewallungen ein paarmal am Tag oder mehrere Male pro Stunde auftreten, so nimmt der Schweregrad der Beschwerden mit der Zeit tendenziell ab. Um die Zeit der Menopause herum verändert sich der Hormonhaushalt der Frau, und auch der Hypothalamus, der die Körpertemperatur reguliert, erfährt möglicherweise einige Veränderungen. Es wird angenommen, dass diese beiden Faktoren eine Rolle beim Auftreten von Hitzewallungen spielen können. Wenn die Körpertemperatur ansteigt, erweitern sich die Blutgefäße in der Nähe der Hautoberfläche in dem Versuch, den Körper abzukühlen. Manche Frauen entscheiden sich für die Einnahme von Hormonen, um Hitzewallungen vorzubeugen, wenn diese stark sind oder den Alltag beeinträchtigen. Häufig werden Östrogene oder eine Kombination aus Östrogen und Progesteron verschrieben. Auch Antidepressiva und Antiepileptika werden zur Reduzierung von Hitzewallungen verabreicht. Diese Medikamente können das Risiko von Brustkrebs, Schlaganfall, Herzerkrankungen und Blutgerinnseln erhöhen. Sie können zudem Reizbarkeit, Angstzustände, Übelkeit und Müdigkeit verursachen. Dies sind nur einige der Nebenwirkungen.

Für die Frauen, die keine Hormonersatzpräparate einnehmen wollen, bieten ätherische Öle eine Alternative, die von vielen als wirksam empfunden werden. Eines der am häufigsten verwendeten Öle zur Reduzierung der Häufigkeit und Schwere von Hitzewallungen ist Muskatellersalbei. Man geht davon aus, dass einige der Moleküle in diesem Öl Östrogenrezeptorstellen im Körper besetzen und während der Wechseljahre, wenn der Östrogenspiegel sinkt, dadurch unterstützend wirken. Wie Muskatellersalbei sollen auch Römische Kamille, Niaouli, Geranie und Palmarosa Hitzewallungen reduzieren, indem sie helfen, den Hormonspiegel auszugleichen. Pfefferminzöl kühlt erhitzte Haut und kann mit jedem dieser Öle verwendet werden, um das Wohlbefinden zu verbessern.

Hilfe bei Hitzewallungen

- 2 Tropfen Muskatellersalbeiöl
- 2 Tropfen Pfefferminzöl
- 1 TL Süßmandelöl

1. Mischen Sie das Muskatellersalbeiöl mit dem Pfefferminzöl und dem Süßmandelöl.
2. Tupfen Sie diese Mischung auf den Nacken und die Fußsohlen.

Hilfe bei einem Dammriss nach der Entbindung

Eine Geburt durch vaginale Entbindung dehnt die Vagina und kann zu postpartalen Schmerzen im Dammbereich (dem Gewebe zwischen der Vulva und dem After) führen. Auch Frauen, die sich nach langen Wehen einem Kaiserschnitt unterziehen, können solche Schmerzen haben. Bei etwa der Hälfte der Frauen reißt das Dammgewebe während der Austreibungsphase des Babys und muss genäht werden. Dadurch verlängert sich die Heilungszeit, und der Bereich wird empfindlich und wund. Das Gewebe sollte innerhalb von zehn Tagen abheilen, die Schmerzen können jedoch noch einige Wochen länger anhalten. Es hilft, den Bereich sauber zu halten und alle vier bis sechs Stunden frische Gel-Pads zu verwenden. Das Anlegen von Kältepackungen, warme Bäder und die Verwendung eines Sitzrings oder Hämorrhoiden-Kissens sind ebenfalls hilfreich.

Nach der Geburt berichteten Frauen, die ihren Bädern ätherisches Lavendelöl hinzufügten, über weniger Beschwerden zwischen dem dritten und fünften Tag im Vergleich zu Frauen, die synthetisches Lavendelöl oder ein Placebo-Öl verwendeten.[74] Lavendelöl kann in einer Sprühflasche zu warmem Wasser hinzugefügt und zur Reinigung des blessierten Bereichs nach dem Urinieren verwendet werden, um die Genesung zu beschleunigen und das Wohlbefinden zu verbessern.

Sitzbad bei Dammriss

- etwas Badesalz
- einige Tropfen Öl aus Römischer Kamille und Teebaum
- Basilikumöl und Immortellenöl

1. Lösen Sie das Badesalz zuerst in etwas warmem Wasser auf.
2. Geben Sie zusätzlich zu der Reinigung mit Lavendelöl ein paar Tropfen ätherisches Öl aus Römischer Kamille und Teebaum zusammen mit dem aufgelösten Badesalz in ein kühles Sitzbad. Diese Mixtur fördert die Wundheilung und lindert Entzündungen und Schmerzen.
3. Nehmen Sie sich zwei- bis dreimal am Tag Zeit für dieses Sitzbad.
4. Legen Sie zwischen den Bädern ein kaltes Gel-Pad auf den Damm. Tauchen Sie dazu das Gel-Pad in Wasser, das Sie mit ätherischen Ölen aus Basilikum und Immortelle (Strohblume) anreichern, und kühlen Sie es im Gefrierfach des Kühlschranks.
5. Diese Öle helfen bei der Schmerzlinderung, schützen vor Infektionen und heilen das Dammgewebe.

Schlafstörung

Eine gute Nachtruhe ist unerlässlich, um gesund, produktiv, gesellig und glücklich zu sein. Die meisten Erwachsenen benötigen sieben bis acht Stunden Schlaf pro Nacht, obwohl dies von Person zu Person unterschiedlich ist. Schwierigkeiten beim Einschlafen oder Durchschlafen werden als Schlafstörung bezeichnet, und dieser beunruhigende Zustand betrifft viele Menschen zu verschiedenen Zeitpunkten ihres Lebens. Schlaflosigkeit kann akut sein und nur eine Nacht oder eine Woche andauern, sie kann aber auch chronisch sein und den Betroffenen einen Monat oder länger plagen. Stress, schlechte Schlafgewohnheiten, Jetlag, Nachtschichten, zu viel Essen am Abend, Medikamente, Koffein,

Nikotin, Alkohol und Erkrankungen können dafür verantwortlich sein, dass Geist und Körper nicht in einen tiefen und erholsamen Schlummer fallen. Eine Änderung der persönlichen Gewohnheiten verbessert den Schlaf häufig. Auch die kurzfristige Einnahme von Schlaftabletten kann helfen, diese verlieren jedoch mit der Zeit ihre Wirkung. Yoga, Meditation und Akupressur fördern die Entspannung und können vor dem Schlafengehen praktiziert werden, um Müdigkeit zu fördern.

Zahlreiche Produkte beinhalten Lavendel wegen seiner entspannenden Wirkung. Es ist kein Geheimnis, dass junge Mütter immer erschöpft sind, und es fällt ihnen sehr häufig schwer zu schlafen, während sie sich um ein Neugeborenes kümmern. Eine Schlafstudie mit Frauen, die kurze Zeit vorher ein Kind geboren hatten, ergab, dass das nächtliche Einatmen von ätherischem Lavendelöl die Schlafqualität signifikant verbesserte und dass diese Methode zur Verbesserung der Gesundheit von Müttern eingesetzt werden kann.[75] Die Aromatherapie mit Lavendelöl erhöht die Müdigkeit, fördert die Entspannung und verbessert die Stimmung.[76] Einige andere Öle, die den Schlaf fördern können, sind Ylang-Ylang, Römische Kamille, Bergamotte, Myrte, Süßer Majoran und Süßer Thymian.[77]

Einschlafhilfe

- einige Tropfen Lavendelöl
- einige Tropfen Kamillenöl

Geben Sie ein paar Tropfen Lavendel- und Kamillenöl auf Ihr Kopfkissen, um die Öle während der Nacht einzuatmen.

Jetlag

Die ganze Welt ist für Reisende viel zugänglicher geworden, und die Menschen besuchen Orte rund um den Globus. Bei Reisen über Zeitzonen hinweg ist der Körper gezwungen, seine innere Uhr umzustellen, die uns sagt, wann wir schlafen und wann wir wach sein sollen. Dies geschieht nicht spontan, und der Körper braucht eine gewisse Zeit, um sich darauf einzustellen. Das Ergebnis ist ein Jetlag. Der Schlaf ist oft gestört, und viele Menschen haben Schwierigkeiten beim Einschlafen oder wachen zu früh auf. Tagsüber treten häufig Symptome wie Müdigkeit, Stimmungsschwankungen, Magen-Darm-Probleme und Konzentrationsschwäche auf. Obwohl der Jetlag nur vorübergehend ist und die Erholung nach ein paar Tagen abgeschlossen ist, greifen Reisende manchmal zu Schlaftabletten. Diese verlängern zwar die Schlafdauer, lindern aber im Allgemeinen nicht die Müdigkeit während des Tages. Melatonin, koffeinhaltige Getränke und Lichttherapie sind andere beliebte Alternativen, um den Schlaf einzuleiten oder die Wachsamkeit zu erhöhen.

Ätherische Öle können sowohl den Geist als auch den Körper stimulieren und entspannen. Wenn es Zeit zum Schlafen ist, inhalieren Sie Lavendelöl oder geben ein paar Tropfen auf Ihr Kopfkissen, bevor Sie sich zur Ruhe legen. Dieses Öl steigert die Müdigkeit, hebt die Stimmung und fördert die Entspannung.[78] Einige andere Öle, die das Einschlafen erleichtern, sind Ylang-Ylang, Römische Kamille, Bergamotte, Myrte, Majoran und Süßer Thymian.[79] Ersetzen Sie tagsüber das Lavendelöl durch Rosmarinöl, um eine entspannte Stimmung aufrechtzuerhalten, aber die Wachsamkeit zu steigern.[80] Wenn Sie ein Auto mieten, um Sehenswürdigkeiten zu besichtigen, geben Sie Rosmarinöl auf einen Wattebausch und platzieren Sie diesen zwischen zwei Lamellen in den Lüftungsschlitzen des Autos. So verteilt sich der Duft im ganzen Wagen. Kiefern-, Eukalyptus-, Pfefferminz-, Grapefruit- und Basilikumöl können anstelle von oder zusätzlich zu ätherischem Rosmarinöl verwendet werden.

Sportliche Leistungsfähigkeit

Aerobes Training verbessert die Fitness, indem es die Herz- und Atemfrequenz für eine Dauer von mehr als ein paar Minuten erhöht. Das Blut wird durch den Körper gepumpt und versorgt die Zellen mit Sauerstoff, sodass die Muskeln aktiv bleiben. Eine Steigerung der Fitness verbessert nicht nur die körperliche, sondern auch die geistige und emotionale Gesundheit. Regelmäßiges aerobes Training stärkt das Herz, steigert den Sauerstoffverbrauch der Muskeln und erhöht die Anzahl der Mitochondrien in den Muskelzellen. Dadurch wird die Ausdauer verbessert, und Fett und Kohlenhydrate werden effizienter verbrannt. Laufen, Gehen, Radfahren und Schwimmen sind einige Beispiele für aerobe Aktivitäten. Es ist wichtig, zusätzlich zum aeroben Training auch anaerob zu arbeiten. Diese Art von Training ist kurz und intensiv und nutzt den bereits in den Muskeln gespeicherten Sauerstoff. Anaerobes Training wird hauptsächlich zum Muskelaufbau durchgeführt, etwa durch Gewichtheben oder Krafttraining mit dem eigenen Körpergewicht. Beim Krafttraining ermüden die Muskeln, und während ihrer Regeneration kommt es zu einem neuen und starken Wachstum des Muskelgewebes. Man nimmt an, dass die Muskeln größer werden, um den Körper vor zukünftigen Belastungen zu schützen.

Wer aktiv ist und sich täglich bewegt, steigert seine Fitness. Da viele Menschen sich zum Ziel gesetzt haben, ihre sportliche Leistung zu verbessern, gibt es natürlich zahlreiche Produkte auf dem Markt, die eine Verbesserung der Ausdauer oder einen effizienteren Muskelaufbau versprechen. Einige davon funktionieren vielleicht, haben aber oft eine lange Liste von fragwürdigen Inhaltsstoffen. Der Einsatz reiner ätherischer Öle zur Steigerung der Leistungsfähigkeit kann allerdings ein sicheres und effektives Mittel zum Erreichen dieser Ziele sein. Ätherisches Pfefferminzöl, das von gesunden männlichen Probanden zehn Tage lang eingenommen wurde, steigerte im Vergleich zu den vorherigen Ergebnissen der Testpersonen signifikant deren Leistung und Kraft, und sie hielten bei einer Übung auf dem Laufband auch länger durch.[81] Öle können vor und nach dem Training verwendet werden, um den Körper auf das Training vorzubereiten und die Erholungszeit danach zu minimieren. Massieren Sie vor dem Training verdünntes Ingwer- und Rosmarinöl in die Muskeln ein, um diese aufzuwärmen und dem Körper einen Energieschub zu verleihen. Ein beruhigendes Bad nach dem Training mit Lavendel-, Eukalyptus- und Majoranöl kann unterstützend eingesetzt werden, um Entzündungen zu verringern und Muskelkrämpfe zu lösen.

Mit dem Rauchen aufhören

Zigaretten und andere Tabakprodukte enthalten den Suchtstoff Nikotin. Bis zu 90 Prozent der Menschen, die regelmäßig rauchen, werden nikotinabhängig, was es sehr schwierig macht, mit dem Rauchen aufzuhören. Einmal im Körper, gelangt Nikotin in die Blutbahn und wandert innerhalb von

15 Sekunden zum Gehirn. Dort werden Chemikalien freigesetzt, die ein glückliches, entspanntes Gefühl erzeugen. Auch Adrenalin wird ausgeschüttet, was die Herzfrequenz und den Blutdruck erhöht. Bei fortgesetztem Konsum schädigt Nikotin die Lunge, die Arterien und das Herz. Es erhöht das Risiko für Herzinfarkt, Schlaganfall, Lungenerkrankungen, Osteoporose und Krebs. Es schwächt außerdem das Immunsystem. Zudem wirkt es sich negativ auf das Sehvermögen aus und verursacht Erektionsstörungen. Die Liste könnte noch fortgeführt werden, und es ist von entscheidender Bedeutung, den Nikotinkonsum einzustellen, um die Gesundheit wiederherzustellen. Der Entzug dauert in der Regel ein paar Tage bis zu einigen Wochen und kann zu Unwohlsein führen.

Neben Willenskraft gehören zu den derzeit verfügbaren Behandlungen eine Nikotinersatztherapie sowie Medikamente zur Reduzierung der Entzugssymptome, Beratung, Hypnose und Akupunktur. Auch ätherische Öle spielen eine Rolle bei der Bekämpfung von etwaig als Folge auftretenden Heißhungerattacken und der Reduzierung von Entzugssymptomen. Die Inhalation von ätherischem Öl aus schwarzem Pfeffer reduzierte in einer Studie das Verlangen nach Zigaretten im Vergleich zur Inhalation von Menthol oder reiner Luft. Die Intensität der Empfindung beim Inhalieren von schwarzem Pfefferöl war signifikant höher, was für die Reduzierung von Entzugssymptomen bei Rauchern wichtig ist.[82] Auch Muskatellersalbei, Patschuli und Nardenöl (Spikenard) kann verwendet werden. Die Zugabe von Ölen aus Römischer Kamille, Ylang-Ylang oder Bergamotte kann helfen, Ängste während dieser Zeit zu reduzieren und das glückliche, entspannte Gefühl zu imitieren, das das Rauchen bei vielen Menschen mit sich bringt.

Hilfe gegen Heißhungerattacken

- einige Tropfen Öl aus schwarzem Pfeffer
- einige Tropfen Bitterorangenöl

1. Wenn der Heißhunger zuschlägt, inhalieren Sie eine Mischung aus schwarzem Pfeffer und Bitterorange.
2. Geben Sie ein paar Tropfen von jedem dieser Öle auf einen Wattebausch, den Sie am besten in der Nähe aufbewahren sollten, damit Sie ihn bei Bedarf griffbereit haben.

Leberschäden durch Toxine

Die Leber ist das größte innere Organ des Körpers. Sie filtert Giftstoffe aus dem Blutkreislauf, um zu verhindern, dass diese das Gewebe schädigen. Wenn das Lebergewebe beschädigt wird, hat es die Fähigkeit, sich zu regenerieren und neues, gesundes Gewebe zu bilden. Allerdings kann eine längere oder akute Toxinbelastung die Leber überfordern, sodass sie nicht mehr in der Lage ist, sich selbst zu heilen. Die normale Funktion wird behindert, und die Toxine (Giftstoffe) können andere Gewebe angreifen und systemische Auswirkungen verursachen. Zu den Symptomen gehören Schmerzen im rechten Oberbauch, Übelkeit, Erbrechen, Müdigkeit, Appetitlosigkeit und Gelbsucht. Es ist unbedingt notwendig, die Exposition gegenüber Toxinen zu beenden, bevor der Schaden irreversibel wird.

Giftige Chemikalien finden sich überall um uns herum. Sie lauern unter anderem in Reinigungsmitteln, Brandschutzmitteln, Lufterfrischern, antihaftbeschichtetem Kochgeschirr und Insektensprays. Die Leber muss all diese Stoffe neutralisieren, bevor sie dem Körper Schaden zufügen. Ätherisches Majoranöl bietet Schutz gegen Prallethrin, einer chemischen Verbindung, die in Insektiziden vorkommt. Eine Studie an männlichen Ratten, die mit Prallethrin gefüttert wurden, zeigte, dass bei gleichzeitiger Verabreichung von ätherischem Majoranöl mit dem Insektizid die toxische Wirkung verringert wurde. Leberverletzungen und oxidative Schäden wurden minimiert.[83] Immortelle (Strohblume) kann ebenfalls zur Stärkung der Leberfunktion verwendet werden, ebenso wie Römische Kamille, Zypresse und Karottensamenöl. Auch weitere Öle können helfen, den Körper zu entgiften, um die Erholung der Leber zu unterstützen. Dazu gehören Pfefferminz, Zitrone, Teebaum, Rosmarin, Grapefruit und Wacholderbeere.

Fußpilz

Das Tragen von Sandalen in Umkleidekabinen und in öffentlichen Schwimmbädern kann helfen, die Füße vor einer verbreiteten Pilzinfektion, die als Fußpilz bekannt ist, zu schützen. Dieser Pilz ist hochgradig ansteckend und kann durch das Teilen von Schuhen, das Laufen auf infizierten Oberflächen oder den direkten Kontakt mit der Haut eines infizierten Fußes übertragen werden. Einmal angesteckt, wächst der Pilz auf oder direkt unter der Hautoberfläche und gedeiht an feuchten, warmen Orten. Es ist wichtig, die Füße gut abzutrocknen, besonders zwischen den Zehen, um das Wachstum des Pilzes zu verhindern. Der Pilz kann auch in Schuhen wachsen, daher sollten Sie auch alle Schuhe regelmäßig desinfizieren.

Es gibt drei Arten von Fußpilz: Die Interdigitalmykose tritt zwischen den Zehen auf und verursacht juckende, schuppige, trockene und rissige Haut. Der verhornte Fußpilz, der auch als Mokassin-Mykose bezeichnet wird, ist durch einen wunden Fuß gekennzeichnet, gefolgt von einer verdickten Haut an der Ferse oder entlang der Fußsohle. Die vesikulös-dyshidrotische Form entwickelt sich als Bläschen unter der Hautoberfläche. Leichte Infektionen können mit antimykotischen Lotionen behandelt werden, aber schwerere Infektionen erfordern häufig verschreibungspflichtige antimykotische Medikamente zur äußerlichen Anwendung oder auch in Tablettenform.

Teebaumöl kann helfen, die Symptome von Fußpilz zu lindern, indem es den Pilz zerstört, der die Haut besiedelt und die Entzündung verursacht. In einer randomisierten, placebokontrollierten Doppelblindstudie wurden Patienten mit Fußpilz nach dem Zufallsprinzip in Gruppen eingeteilt und erhielten zwei unterschiedliche Dosierungen von Teebaumöl oder ein Placebo. In den folgenden vier Wochen trugen die Teilnehmer die Lösungen zweimal täglich auf die Haut auf. Die Gruppe mit dem höher konzentrierten Teebaumöl zeigte eine mehr als doppelt so hohe Heilungsrate wie die Patienten in der Placebogruppe. Teebaumöl ist nicht das einzige Mittel mit antimykotischen Eigenschaften. Aegle [Bengalische Quitte], Citronella, Geranie, Pfefferminze, Eukalyptus, Zitronengras, Orange, Palmarosa und Patschuli wurden gegen elf Pilze getestet und hemmten das Wachstum aller Pilze.[84] Wenn Sie das nächste Mal Fußpilz bekommen, mischen Sie eines dieser Öle in ein Trägeröl wie Traubenkernöl, Aprikosenkernöl oder Arganöl und massieren Sie es zweimal täglich in die Haut des Fußes ein.

Candidose

Die Candidose ist eine Pilzinfektion, die durch den hefeartigen Candida-Pilz verursacht wird. Es gibt über 20 Candida-Arten, die den Menschen infizieren können, wobei *Candida albicans* am häufigsten vorkommt. Candida-Hefepilze leben normalerweise auf der Haut und den Schleimhäuten des Menschen und sind im Allgemeinen harmlos. Wenn sich die Bedingungen im Körper jedoch so verändern, dass eine Umgebung entsteht, die ein übermäßiges Wachstum von Candida begünstigt, können Infektionen des Mundes, der Vagina, der Harnwege, der Haut oder des Magens auftreten. Die häufigsten Ursachen für das übermäßige Candida-Wachstum sind bestimmte Medikamente, Schwangerschaft, bakterielle Infektionen, Übergewicht oder ein überlastetes Immunsystem. Vaginale Hefepilzinfektionen, weiße Läsionen auf der Zunge oder der Wangeninnenseite, schmerzhafte Hautrisse an den Mundwinkeln oder verkrustete Hautausschläge an den Fingern, Zehen und in der Leiste zählen zu den häufigsten Symptomen einer Candidose. Zur Behandlung werden in der Regel Antimykotika für bis zu zwei Wochen verschrieben.

Die Reduzierung von Zucker- und Hefeprodukten in der Ernährung und die Einnahme von Probiotika sind beliebte alternative Therapien zur Bekämpfung einer Candidose. Ergänzend zu diesen Maßnahmen können ätherische Öle eingesetzt werden. Lavendelöl wurde gegen 51 Stämme von *Candida albicans* in einer Laborumgebung getestet. Es hemmte effektiv das Pilzwachstum und reduzierte die Ausbreitung der Infektion.[85] Eugenol, das in Nelken-, Geranien-, Oregano-, Muskatnuss- und Zimtöl enthalten ist, hemmte 31 Stämme von *Candida albicans*.[86] Manuka-, Immortellen-, Majoran-, Patschuli-, Pfefferminz-, Zitronengras- und Teebaumöl werden ebenfalls für antimykotische Zwecke verwendet. Diese Öle können wirken, indem sie den Lipidgehalt verringern und die äußere Oberfläche der Hefezellen verändern oder indem sie die enzymatischen Reaktionen der Hefe stören. Candidosen treten sehr häufig auf, daher sollten Sie die Verwendung ätherischer Öle entweder als vorbeugende Maßnahme oder als sichere Alternative zu Antimykotika in Betracht ziehen.

Mundsoor

Wenn der Hefepilz *Candida albicans* die Mundschleimhaut übermäßig besiedelt, entstehen weiße Läsionen (Ablagerungen) auf der Zunge und den Wangeninnenseiten, die Rötungen und Schmerzen verursachen können. Dies wird als Soor bezeichnet. Obwohl Candida-Pilze grundsätzlich im Körper vorhanden sind, wird ihre Anzahl in der Regel durch das Immunsystem in Schach gehalten. Wenn das Immunsystem aber durch Krankheit oder Medikamente geschwächt und somit nicht mehr voll funktionsfähig ist, kann Candida außer Kontrolle geraten und eine Infektion verursachen. Am häufigsten tritt sie bei Säuglingen und älteren Menschen auf, aber auch bei Erwachsenen mit einem geschwächten Immunsystem. Dieser Zustand ist im Allgemeinen nicht schwerwiegend, doch wenn er unkontrolliert bleibt, kann sich der Hefepilz auf andere Bereiche des Körpers wie die Lunge, das Herz, die Leber und den Verdauungstrakt ausbreiten. Die meisten Fälle werden mit antimykotischen Medikamenten kontrolliert.

Ätherisches Lavendelöl hemmt das Wachstum verschiedener Pilzformen wie sowohl der Hefe- als auch der Hyphenform von *Candida albicans*[87] und kann verwendet werden, um die Ausbreitung der Infektion zu reduzieren. Nelkenöl und Thymianöl zeigen ebenfalls eine antimykotische Aktivität gegen Candida.[88] Hierfür sind die Wirkstoffe Eugenol, das auch in den ätherischen Ölen von Zimt, Muskatnuss, Basilikum, Vanille, Oregano, Dill und Zitronenmelisse enthalten ist, und Thymol, das auch in Bergamotte vorkommt, verantwortlich.

Lösung gegen Mundsoor

- 1 TL natives Kokosöl
- 3 Tropfen eines dieser Öle: Lavendel, Nelken, Thymian

1. Stellen Sie eine Ölzieh-Mischung aus dem Kokosöl – das ebenfalls eine Anti-Candida-Wirkung hat – und einem der antimykotischen Öle her.
2. Spülen Sie diese Mischung einige Minuten lang im Mund.
3. Spucken Sie sie anschließend in den Müll, damit der Abfluss nicht durch die Öle verstopft wird.

Kleienpilzflechte

Die Kleienpilzflechte wird durch den Pilz Malassezia verursacht, der sich auf der Haut befindet. Wenn er außer Kontrolle gerät und eine Infektion verursacht, beeinträchtigt er die normale Pigmentierung der Haut, was zu Flecken führt, die heller oder dunkler als normal sind. Es kann zu leichtem Juckreiz und Schuppung kommen, was sich bei Sonneneinstrahlung stärker bemerkbar macht. Es ist nicht genau bekannt, warum eine solche Infektion beginnt, jedoch können heißes und feuchtes Wetter, fettige Haut, hormonelle Veränderungen oder ein geschwächtes Immunsystem dazu beitragen. Die Erkrankung ist nicht ansteckend und tritt meist bei Teenagern und jungen Erwachsenen auf. Um die Haut wieder zu normalisieren, können orale oder topische, also äußerlich einzusetzende, rezeptfreie Antimykotika verwendet werden, schwere Infektionen erfordern jedoch andere, vom Arzt verschriebene Medikamente. Die Pigmentierung sollte sich nach einigen Wochen oder Monaten wieder normalisieren. Seien Sie sich jedoch bewusst, dass die Infektion zurückkehren kann, wodurch erneut Medikamente benötigt werden.

Die antimykotische Wirkung von ätherischem Teebaumöl wurde gegen Malassezia-Stämme getestet und als wirksam bei der Reduzierung der Pilzzahlen befunden.[89] Teebaumöl ist sicher in der Anwendung auf der Haut, daher ist die Herstellung einer konzentrierteren Lösung dieses Öls in einem Trägeröl geeignet und kann die Wirksamkeit gegen Kleienpilzflechte erhöhen.

Ölmischung gegen Kleienpilzflechte

- 10 Tropfen Teebaumöl
- 1 TL Jojobaöl

1. Mischen Sie das Teebaumöl mit dem Jojobaöl.
2. Massieren Sie die Mischung in die betroffenen Hautstellen ein.
3. Führen Sie dies zweimal täglich durch, bis Sie das Gefühl haben, dass die Infektion abgeklungen ist.
4. Beachten Sie bitte, dass es auch nach dem Stoppen des Pilzwachstums einige Zeit dauern wird, bis sich die Hautpigmentierung wieder normalisiert hat.

Ringelflechte

Ringelflechte ist eine Pilzinfektion der äußeren Hautschichten, die durch einen roten Ausschlag gekennzeichnet ist, der auf der Hautoberfläche einen Kreis – oder Ring – mit einem deutlicheren Fleck in der Mitte bildet. Der Pilz kann jeden Bereich des Körpers mit einem oder mehreren Ringen befallen. Er ist ansteckend und wird von einem infizierten Menschen auf andere Personen, oder auch von Mensch auf Tier und andersherum, übertragen. Selbst das Berühren von Bettwäsche, Handtüchern oder anderen Oberflächen, die mit dem Pilz in Kontakt waren, kann dazu führen, dass er sich auf der Haut festsetzt und sich vermehrt. Kinder sind am anfälligsten für die Erkrankung. Anfänglich ist der Ausschlag rot, juckend und flach. Wenn er jedoch unbehandelt bleibt und fortschreitet, kann sich die Haut mit eitergefüllten Blasen entzünden. Um die Infektion zu beseitigen, können rezeptfreie Pilzcremes verwendet werden, in schweren Fällen können jedoch verschreibungspflichtige Antimykotika erforderlich sein.

Ein beliebtes Hausmittel zur Behandlung des Pilzes, der Ringelflechte verursacht, ist Teebaumöl. Dieses ätherische Öl enthält antimykotische Verbindungen, die das Wachstum der Pilze hemmen.[90] Teebaumöl in Verbindung mit Kokosöl greift die Pilze auf unterschiedliche Arten an, da Kokosöl ebenso wie Teebaumöl ein wirksames Antimykotikum gegen Ringelflechte ist.

Ölmischung gegen Ringelflechte

- 1 Teil Teebaumöl
- 3 Teile natives Kokosöl

1. Stellen Sie eine starke Verdünnung aus dem Teebaumöl und dem nativen Kokosöl her.
2. Reinigen und trocknen Sie die mit Ringelflechte infizierte Stelle und tragen Sie die Ölmischung mit einem Wattebausch direkt auf die Haut auf.
3. Werfen Sie den Wattebausch nach Gebrauch weg, um eine Reinfektion durch Wiederverwendung zu verhindern.
4. Tun Sie dies dreimal täglich für mehrere Wochen oder so lange, bis die Infektion abgeklungen ist.
5. Tragen Sie nachts eine dickere Schicht der Mischung auf die Haut auf und decken Sie die betroffenen Stellen mit einem Verband ab.

Vaginale Pilzinfektion

Der Candida-albicans-Pilz ist die häufigste Ursache für vaginale Pilzinfektionen *(Vaginalkandidose)*. Diese Infektionen treten sehr häufig auf und betreffen bis zu 75 Prozent der Frauen irgendwann in ihrem Leben. Normalerweise lebt der Pilz in geringer Zahl in der Scheide, aber wenn sich die Bedingungen ändern und das Gleichgewicht der Mikroorganismen beeinträchtigt wird, nimmt Candida manchmal zahlenmäßig zu und verursacht eine Infektion. Eine solche Unausgewogenheit kann durch Antibiotika, hormonelle Veränderungen, Schwangerschaft, Diabetes, ein geschwächtes Immunsystem, zu viele zuckerhaltige Nahrungsmittel und Stress hervorgerufen werden. Ist die Infektion einmal entstanden, kann sie zu abnormalem Vaginalausfluss, Entzündungen des Vaginalgewebes, schmerzhaftem Wasserlassen, Juckreiz und Brennen führen. Rezeptfreie antimykotische Medikamente können die

Infektion innerhalb von zwei Wochen beseitigen. Diese Infektionen haben jedoch eine hohe Rezidivrate, sodass bei jedem Auftreten Medikamente eingenommen werden müssen.

Das ätherische Öl der Apfelminze eignet sich gut zur Behandlung von vaginalen Pilzinfektionen. Dieses Öl zeigte in Laborexperimenten eine starke antimykotische Wirkung gegen *Candida albicans*, und seine Anwendung konnte den Heilungsprozess der Infektion bei Mäusen mit chronischer Vaginalkandidose beschleunigen.[91] Lavendelöl hemmt das Wachstum von *Candida albicans* und tötete nachweislich einen Stamm innerhalb von 15 Minuten zu 100 Prozent ab.[92] Andere Öle, die das Wachstum von Candida-Pilzen wirksam hemmen, sind schmalblättrige Myrtenheide,[93] Nelke, Geranie, Oregano, Muskatnuss, Dill, Zitronenmelisse, Lorbeer, Basilikum, Teebaum und Zimtblatt. Diese Öle beseitigen die Quelle der Infektion und reduzieren Schmerzen, Rötungen und Entzündungen.

Sitzbad bei vaginaler Pilzinfektion

- kaltes Wasser
- 20 Tropfen Apfelminzöl
- 20 Tropfen Teebaumöl

1. Füllen Sie ein Sitzbad mit kühlem Wasser und fügen Sie jeweils etwa 20 Tropfen Apfelminze und Teebaumöl hinzu.
2. Setzen Sie sich für 20 Minuten in das Bad und lassen Sie die Lösung in und um die Vagina spülen.
3. Führen Sie die Behandlung eine Woche lang zweimal täglich durch.

HINWEIS
Zwischen den Bädern verdünnen Sie 3 Tropfen Apfelminzöl oder Teebaumöl in 1 Teelöffel nativem Kokosöl. Tragen Sie diese Mischung auf das entzündete Gewebe außerhalb der Vagina auf.

Krampfanfälle

Abnormale elektrische Aktivität im Gehirn kann Krampfanfälle verursachen. Alles, was sich auf den Körper auswirkt, kann sich auch auf das Gehirn auswirken, sodass Anfälle durch Alkohol, Drogen, Medikamente, allergische Reaktionen, Kopfverletzungen, Fieber und Schlaganfall ausgelöst werden können. Manche Anfälle verursachen unkontrollierbares Schütteln oder Krämpfe, während andere weniger offensichtlich sind und manchmal so aussehen, als ob die Person unkonzentriert sei und ins Leere starre. Sie können eine Seite des Gehirns (und des Körpers) oder beide Seiten betreffen und dauern in der Regel zwischen 30 Sekunden und mehreren Minuten. Obwohl die meisten Anfälle keine dauerhaften schädlichen Auswirkungen haben, ist es wichtig, einen Arzt aufzusuchen, um herauszufinden, ob es eine zugrunde liegende Ursache gibt. Die Behandlung von Krampfanfällen variiert, sie umfasst Medikamente, Nervenstimulation, Operationen und Änderungen der Ernährungsgewohnheiten.

Ätherisches Anisöl wird traditionell zur Behandlung einiger neurologischer Störungen angewendet. Eine Studie an epileptischen Ratten ergab, dass Anisöl anfallshemmende und neuroprotektive, also Nervenzellen schützende Wirkungen hat, möglicherweise durch Hemmung der Signalübertragung entlang der Nerven. Dieses Öl unterdrückte auch die Bildung von dunklen Neuronen in verschiedenen Teilen des Gehirns, was bedeutet, dass das Öl die Neuronen des Gehirns vor Schäden und Tod während der Anfälle schützte.[94] Wenn Sie anfällig für Krämpfe dieser Art sind, sollten Sie regelmäßig Anis verwenden. Schwangere Frauen und Frauen mit östrogenabhängigen Krebserkrankungen sollten es allerdings meiden.

Demenz

Demenz ist ein Begriff, der eine Reihe von Symptomen beschreibt, die die geistigen Fähigkeiten schwächen und das tägliche Leben beeinträchtigen. Alzheimer macht die Mehrheit der Demenzfälle aus, gefolgt von der vaskulären Demenz, die nach einem Schlaganfall auftreten kann. Sie wird durch eine Schädigung der Gehirnzellen verursacht, die eine normale Kommunikation und Funktion verhindert, was zu einer Beeinträchtigung des Gedächtnisses, der Konzentration, der Kommunikation, des Denkens und der Koordination führt. Veränderungen der Persönlichkeit sind ebenfalls häufig und können Unruhe, Paranoia, Angstzustände, Depressionen und Halluzinationen umfassen. Einige Fälle von Demenz sind reversibel, können also rückgängig gemacht werden, andere sind progressiv, schreiten also immer weiter fort, und für die meisten gibt es keine Heilung. Die Symptome können mit Medikamenten behandelt werden, bei denen jedoch das Risiko von Nebenwirkungen wie Übelkeit, Erbrechen, Schwindel und Durchfall besteht. Tier-, Kunst-, Musik-, Massage- und Aromatherapie werden aktuell als Alternativen zur Förderung der Entspannung erforscht.

Es wurde festgestellt, dass die Anwendung von Aromatherapie bei Patienten mit schwerer Demenz eine positive Wirkung auf die Reduzierung der Unruhe hat. Das unruhige Verhalten von 15 Demenzpatienten verbesserte sich signifikant, nachdem ein zweiprozentiges Lavendelöl in der psychogeriatrischen Station, in der sie untergebracht waren, diffundiert wurde.[95] Zitronenmelisse, die vier Wochen lang topisch in einer Lotion auf die Arme und Gesichter von Demenzpatienten aufgetragen wurde, verbesserte nicht nur die Unruhe, sondern auch die Lebensqualität, gemessen an der sozialen Interaktion und der Zeit, die für produktive Aktivitäten aufgewendet wurde.[96] Pfefferminz-, Zimtblatt-, Rosmarin- und das Öl von schwarzem Pfeffer können eingesetzt werden, um das Gedächtnis zu verbessern und die Gehirngesundheit zu fördern. Sie können die verhaltensberuhigenden Öle mit den hirnfördernden Ölen kombinieren, um zusätzliche positive Effekte zu erzielen und die Symptome der Demenz zu reduzieren.

Bauchspeicheldrüsenkrebs

Bauchspeicheldrüsenkrebs beginnt im Gewebe der Bauchspeicheldrüse (Pankreas), dem Organ, das quer im Oberbauch hinter dem unteren Teil des Magens liegt. Die Bauchspeicheldrüse sondert Enzyme zur Unterstützung der Verdauung und Hormone zur Regulierung des Zuckerstoffwechsels ab. Krebs entsteht, wenn Zellen mutieren und schnell und kontinuierlich wachsen. Sie leben noch lange nach dem Absterben der normalen Bauchspeicheldrüsenzellen und bilden schließlich Tumore. Diese Krankheit bleibt oft unerkannt und breitet sich schnell aus. Die Symptome treten erst später in ihrem Verlauf auf und können Appetitlosigkeit, Gewichtsverlust, Blutgerinnsel, Depressionen, Oberbauchschmerzen und Gelbsucht umfassen. Behandlungsmöglichkeiten sind Operation, Chemotherapie und Bestrahlung.

Ätherisches Weihrauchöl wurde gegen menschliche Bauchspeicheldrüsenkrebs-Zelllinien getestet und zeigte Potenzial als alternativer Therapiekandidat zur Behandlung von Patienten mit dieser aggressiven Krebsart. Das Öl stoppte das Wachstum der Krebszellen und aktivierte den Signalweg zum Zelltod.[97] Patienten können diese Wirkung in ihren Behandlungsplan aufnehmen, indem sie das Öl in die Luft diffundieren und tief einatmen.

Ätherische Öle bei Bauchspeicheldrüsenkrebs

- 3 Tropfen Weihrauchöl
- 1 TL Arganöl

1. Für eine topische Anwendung geben Sie das Weihrauchöl in 1 TL Arganöl.
2. Gießen Sie die Mischung in ein warmes Bad oder massieren es auf dem Bauch ein.

Blasenkrebs

Das ballonförmige, hohle Organ im Becken, das den Urin speichert, nachdem er die Nieren verlassen hat, wird als Blase bezeichnet. Sie hat flexible, muskulöse Wände, die sich zusammenziehen, um den Urin aus dem Körper zu befördern. Die Zellen, die diese Wände auskleiden, können mutieren und unkontrolliert wachsen und schließlich einen Tumor bilden. Wenn dieser Krebs nicht behandelt wird, kann er sich auf die Lymphknoten oder andere Teile des Körpers ausbreiten. Die meisten Fälle von Blasenkrebs werden im Frühstadium bemerkt, wenn Blut im Urin sowie Rücken- oder Beckenschmerzen auftreten. Häufiges und schmerzhaftes Wasserlassen kann ebenfalls ein Symptom sein. Je nachdem, wie weit der Krebs fortgeschritten ist, ist häufig eine Operation zur Entfernung des Tumors erforderlich, bei der manchmal Teile der Blase oder die ganze Blase entfernt werden. Vor oder nach der Operation können zusätzlich eine Chemotherapie und Bestrahlung zur Abtötung der Krebszellen durchgeführt werden.

Weihrauchöl hat sich bei der Bekämpfung von Blasenkrebszellen als vielversprechend erwiesen. Dieses Öl wurde auf seine Aktivität an menschlichen Blasenkrebs- und normalen Zellen getestet. In den Krebszellen aktivierte das Weihrauchöl Gene, die den Zelltod einleiteten. Bei »normalen«, gesunden Zellen wurde dieser Effekt nicht beobachtet.[98] Neben der vom Arzt empfohlenen konventionellen Behandlung kann die Heilung unterstützend verdünnter Weihrauch in die Haut im Beckenbereich einmassiert oder per Diffusor inhaliert werden.

Eine Zugabe von Lavendel in die Mischung hat sich bewährt, um die Müdigkeit zu lindern. 20 unheilbar an Krebs erkrankte Patienten, die im fortgeschrittenen Stadium ihrer Krankheit unter starker Müdigkeit litten, erhielten Lavendelöl in der Aromatherapie, gefolgt von einem dreiminütigen Lavendel-Fußbad und Lavendel-Reflexzonen-Behandlungen. Bei allen Patienten verbesserten sich die körperlichen und kognitiven Erschöpfungswerte.[99]

2 Mentales und emotionales Wohlbefinden

Angstzustände

Jeder Mensch empfindet zu bestimmten Zeiten in seinem Leben Angst. So können vor einem Vorstellungsgespräch, einem ersten Date oder einem Umzug in eine neue Stadt Gefühle wie Angst, Sorge, Nervosität, Panik oder Unbehagen aufkommen. Diese Gefühle klingen normalerweise ab, nachdem das Ereignis vorüber ist. Bei einigen Menschen verschwinden sie jedoch nicht und sind hartnäckig und überwältigend. In diesen Fällen ist eine andere Ebene der Angst erreicht und man spricht von einer Angststörung. Es gibt verschiedene Arten von Ängsten, die bisweilen so intensiv und behindernd sind, dass sich die Betroffenen aus der Gesellschaft zurückziehen. Angst wird durch Veränderungen in der Funktionsweise des Gehirnteils verursacht, der die Emotionen reguliert. Auf physiologischer Ebene leidet der Betroffene vielleicht unter Kurzatmigkeit, Herzklopfen, Übelkeit, Muskelverspannungen und Schlaflosigkeit. Die Symptome lassen sich mit Medikamenten lindern, außerdem helfen eine Beratung zur Bewältigung emotionaler Probleme, eine Ernährungsumstellung zur Verbesserung der allgemeinen Körperfunktion und Entspannungstechniken zur Selbstberuhigung.

Manche Menschen mit Angstzuständen benötigen die Hilfe eines Arztes oder Therapeuten, der sie bei der Bewältigung psychischer Probleme und körperlicher Symptome unterstützt. Unabhängig davon, ob die Angst von normalen Ängsten und Sorgen oder von einer diagnostizierten Angststörung herrührt, beeinflussen ätherische Öle das limbische System des Gehirns, das die Emotionen steuert. Sie können zur Reduzierung dieser negativen Gefühle eingesetzt werden. Eine Studie an Mäusen ergab, dass ätherisches Bitterorangenöl die Angst signifikant reduzierte, wahrscheinlich durch die Wirkung auf den 5-HT1A-Rezeptor im Gehirn, der die Stimmung reguliert.[100] Eine andere Studie an weiblichen Hämodialyse-Patientinnen zeigte, dass die Inhalation von ätherischen Ölen aus Hiba und Lavendel die Angst während der Behandlung wirksam reduzierte.[101] Rosmarinöl und das Öl Römischer Kamille wurden ebenfalls untersucht, wobei festgestellt wurde, dass beide Angst mindern.[102, 103] Weitere Öle, die bei Ängsten eingesetzt werden können, sind Bergamotte, Weihrauch, Süßer Majoran, Neroli, Patschuli, Angelikasamen und Ylang-Ylang.

Entspannendes Bad zur Angstlösung

- einige Tropfen Muskatellersalbeiöl
- einige Tropfen Rosenöl
- einige Tropfen Öl der Römischen Kamille

1. Am besten lösen Sie Ängste, indem Sie ein warmes Bad nehmen und jeweils ein paar Tropfen Muskatellersalbei, Rose und Römische Kamille hinzufügen.
2. Entspannen Sie sich 20 Minuten lang in dem Bad.

Depression

Depression ist eine Stimmungsstörung, die eine tiefe Traurigkeit und einen Verlust des Interesses an Aktivitäten verursacht. Diese Störung beeinflusst, wie eine Person fühlt, denkt und sich verhält, und kann nicht nur emotionale Probleme verursachen, sondern sich auch in körperlichen Problemen manifestieren. Eine klinische Depression kann einmal im Leben einer Person auftreten oder mehrfach wiederkehren. Dieses Gefühl der Traurigkeit und des Verlustes kann zu Schlaflosigkeit, Appetitlosigkeit, Konzentrationsschwäche, Müdigkeit, Selbstmordgedanken und körperlichen Symptomen wie Rücken- und Kopfschmerzen führen. Depressionen werden beispielsweise durch Veränderungen im körpereigenen Hormonhaushalt verursacht oder ausgelöst. Es wird vermutet, dass Veränderungen in der Funktionsweise der Gehirnchemikalien und deren Wirkung auf die Aufrechterhaltung stabiler Stimmungen eine große Rolle spielen. Häufig werden psychologische Beratung und antidepressive Medikamente verschrieben. Doch Antidepressiva können eine Vielzahl von Nebenwirkungen verursachen, darunter Übelkeit, Schlaflosigkeit, verschwommenes Sehen, Gewichtszunahme, Müdigkeit und sexuelle Funktionsstörungen.

Wenn der neuroendokrine Hormonspiegel aus dem Gleichgewicht gerät, wird die Stimmung beeinträchtigt, was zu Depressionen führen kann. In einer Studie wurde gezeigt, dass das Aroma von Zitrusfrüchten den neuroendokrinen Hormonspiegel bei Patienten, die an Depressionen leiden, wieder normalisiert, sodass sich ihre Stimmung hebt. Dadurch ist es möglich, die Dosierung von Antidepressiva zu reduzieren.[104] Hiba-Öl kann ebenfalls Depressionen reduzieren,[105] genauso wie nur drei Minuten Aromatherapie mit Lavendelöl.[106] Weitere Öle mit antidepressiver Wirkung sind Patschuli, Süßer Majoran, Jasmin, Muskatellersalbei, Zypresse, Lavandin und Ylang-Ylang. Ätherische Öle sind auch wichtig bei der Bekämpfung von Müdigkeit, die mit Depressionen einhergeht. Zitronen-, Kiefern-, Grapefruit- und Eukalyptusöl können einen Energieschub geben. Die Verwendung von Ölen ist eine sehr sichere und nicht süchtig machende Methode, um Depressionen zu lindern und die Energie zu steigern, ohne sich allzu sehr auf antidepressive Medikamente zu verlassen.

Ungeduld

Manchmal entstehen Situationen oder sie nehmen unerwartete Wendungen, die negative Gefühle wie Wut, Groll oder Ärger hervorrufen. Diese Gefühle zu verarbeiten, ohne feindselig zu handeln, erfordert Geduld. In einem Zeitalter, in dem sofortige Befriedigung die Norm ist, ist es für viele ziemlich schwierig, geduldig zu sein. Geduld ist aus diesem Grund eine Fähigkeit, die geübt werden sollte, was allerding etwas Zeit erfordert. Freundlich zu sich selbst zu sein, achtsam mit Gedanken und Handlungen umzugehen und sich der Konsequenzen bewusst zu sein, kann die Art und Weise verändern, wie wir auf Situationen reagieren, sodass wir sie mit Bedacht und Verantwortungsbewusstsein angehen.

Das Einatmen des Aromas von ätherischen Ölen hat eine physiologische Wirkung auf das limbische System des Gehirns und kann Stimmungen und Gefühle verändern. Wenn die Geduld auf die Probe gestellt wird, können ätherische Öle Wut abbauen, Ängste reduzieren, den Geist beruhigen und Klarheit in eine Situation bringen.

Inhalation zur Erlangung von Geduld

Für zu Hause

- 1 Tropfen Bergamotte
- 1 Tropfen Römische Kamille
- 1 Tropfen Lavendel

1. Geben Sie die Öle von Bergamotte, Römischer Kamille und Lavendel in einen Diffusor.
2. Inhalieren Sie die aromatisierte Luft 30 Minuten lang.

Für unterwegs

- 1 Tropfen Ylang-Ylang-Öl
- 1 Tropfen Sandelholzöl
- 1 Tropfen Süßorangenöl
- 1 TL Süßmandelöl

1. Wenn Sie unterwegs sind, tupfen Sie etwas von einer Mischung aus je 1 Tropfen der ätherischen Öle Ylang-Ylang, Sandelholz und Süßorange auf 1 TL Süßmandelöl auf Ihre Handgelenke.
2. Inhalieren Sie bei Bedarf.

HINWEIS

Andere Öle, die Sie nutzen können, um die Geduld zu fördern, sind Patschuli, Rosenholz, Geranie, Vetiver, Fichte, Blaue Kamille, Süßer Majoran und Vanille.

Konzentration

Konzentration ist die Fähigkeit, den Geist für eine gewünschte Zeitspanne auf eine Tätigkeit zu fokussieren. Es scheint, dass manche Menschen in der Lage sind, sich mehrere Stunden lang auf eine Aufgabe zu konzentrieren, während bei anderen die Aufmerksamkeit schon nach wenigen Minuten nachlässt. Einige medizinische Erkrankungen beeinträchtigen die Konzentrationsfähigkeit, ebenso wie psychologische und kognitive Probleme. Konzentrationsschwäche kann ein Symptom für eine andere Krankheit sein, daher ist es wichtig, einen Spezialisten aufzusuchen, wenn ein gesundheitlicher Grund für die Konzentrationsschwäche vermutet wird. Bei vielen Menschen scheint die Konzentration jedoch mit zunehmendem Alter nachzulassen, und sie stellen fest, dass sie sich langweilen und ablenken oder in Tagträume verfallen. Immer mehr wissenschaftliche Erkenntnisse weisen auf zwei Regionen in den Frontallappen des Gehirns hin, die mit dem Alter allmählich in ein Ungleichgewicht geraten und damit die Fähigkeit, sich auf eine Aufgabe zu konzentrieren, verringern. Diese Verschiebung beginnt in mittleren Jahren und ist bei älteren Erwachsenen stärker ausgeprägt.[107]

Es gibt viele ätherische Öle, die antioxidative Fähigkeiten haben. Einige der stärksten sind Nelke, Myrrhe, Zitronengras, Koriander, Fenchel und Muskatellersalbei. Sie verhindern, dass freie Radikale im Gehirn andere Moleküle oxidieren, indem sie eines ihrer zusätzlichen Elektronen an das freie Radikal abgeben, um es zu stabilisieren. Dadurch werden vorzeitige Alterung, Schäden und Beeinträchtigungen der Gehirnzellenfunktion unterbunden. Die regelmäßige Anwendung dieser ätherischen Öle kann Konzentrationsverluste aufgrund von Schäden durch freie Radikale verhindern.

Konzentrationsschub

- 2 Tropfen Pfefferminzöl
- 2 Tropfen Grapefruitöl

1. Für einen sofortigen Schub zur Verbesserung der Konzentration geben Sie das Pfefferminz- und das Grapefruitöl in einen Diffusor.
2. Inhalieren Sie den Duft.

HINWEIS
Verwenden Sie alternativ Rosmarin- und Süßorangenöl oder Eukalyptus-, Zitronen- und Patschuliöl.

Steigerung der Leidenschaft

Leidenschaft ist eine berauschende Anziehungskraft auf jemanden oder etwas, das sehr begehrt wird. Es gibt körperliche Leidenschaft zwischen Menschen und intellektuelle Leidenschaft für Wissen, Fortschritt und Hingabe im Beruf oder für Hobbys. Das Streben nach Leidenschaft führt zu Erfüllung, Erregung und Glückseligkeit. Sie gibt uns das Gefühl, unsere Lebensaufgabe zu erfüllen. Alltäglicher Stress kann diese Gefühle unterdrücken und dazu führen, dass die Leidenschaft nachlässt, was enttäuschend und frustrierend sein kann. Um die Begeisterung wieder aufleben zu lassen, können Sie ätherische Öle verwenden.

Begeisterung aufleben lassen

- 3 Tropfen eines dieser Öle: Ingwer-, Zimtblatt-, Nelken-, Jasmin-, Vanille-, Kardamom-, Patschuli-, Neroli-, Weihrauch-, Myrrhe- oder Engelwurzöl
- 1 TL Jojobaöl

1. Mischen Sie Ihre eigenen Variationen von Ingwer-, Zimtblatt-, Nelken-, Jasmin-, Vanille-, Kardamom-, Patschuli-, Neroli-, Weihrauch-, Myrrhen- und Engelwurzöl. Dies kann helfen, Interessen und Wünsche zu erneuern oder zu steigern.
2. Geben Sie dazu 3 Tropfen eines dieser Öle oder eine Mischung aus diesen Ölen in einen Diffusor und inhalieren Sie das Aroma 30 Minuten lang am Morgen.
3. Wenn Sie bei der Arbeit sind oder Besorgungen machen, geben Sie 3 Tropfen der Mischung auf 1 TL Jojobaöl und tupfen Sie sie auf die Handgelenke, den Nacken, die Schläfen oder die Kniekehlen.

Meditation

Meditation begann in östlichen Kulturen vor Tausenden von Jahren als ein Weg, um geistigen Frieden und Ruhe zu erreichen. Es ist ein Zustand des gedankenlosen Bewusstseins, in dem der Meditierende völlig aufmerksam ist und die täglichen Aufgaben mit einem ruhigen und stillen Geist erledigen kann. In diesem Zustand werden die Stresshormone im Körper reduziert. Das senkt den Blutdruck, die Herzfrequenz und den Blutzuckerspiegel. Der Schlaf wird verbessert, das Immunsystem funktioniert besser und das Risiko einer Gewichtszunahme am Bauch wird reduziert. Und es ist nicht notwendig, still und ruhig im Lotussitz zu sitzen, um einen meditativen Zustand zu erreichen!

Der Prozess des Erreichens von innerem Frieden und Ruhe ist für jeden Menschen einzigartig. Manche Menschen bevorzugen erdende Öle, um unnötige Gedanken fernzuhalten. Versuchen Sie Sandelholz, Patschuli, Myrrhe, Vetiver und Narde (Spikenard). Andere erreichen diesen Zustand, indem sie sich mit ihrer Spiritualität verbinden und die Erleuchtung fördern. Weihrauch, Immortelle (Strohblume), Rosmarin, Myrte, Zimtblatt und Zypresse sind hierfür eine gute Wahl. Die Zugabe von natürlichen Beruhigungsmitteln wie Lavendel, Muskatellersalbei, Kamille und Ylang-Ylang kann ebenfalls helfen, diesen entspannten Zustand zu erreichen.

Stress

Negative Erfahrungen veranlassen uns, auf Situationen und Menschen zu reagieren. Dies verursacht Stress für Geist und Körper, auch auf unbewusster Ebene. Stress kann durch gefährliche körperliche Situationen, bei der Arbeit oder im Privatleben, durch Sorgen und Anspannung oder durch Müdigkeit entstehen. Wenn wir gestresst sind, gibt der Körper Chemikalien ins Blut ab, die die Energie erhöhen, damit wir die stressigen Zeiten bewältigen können. Die langfristigen Auswirkungen von chronischem Stress können mitunter zu Gewichtszunahme, Schlaflosigkeit, Angstzuständen, sexueller Dysfunktion und Müdigkeit führen. Das Immunsystem funktioniert dann suboptimal, was die Anfälligkeit für Infektionen und Krankheiten erhöht.

Einer der ersten Schritte zum Stressabbau ist die Entspannung. Tiefe Atemzüge, um den Körper mit Sauerstoff zu füllen, helfen dabei. Tiefes Einatmen von Luft, die mit aromatischen ätherischen Ölen versetzt ist, ist sogar noch besser. Ätherische Öle haben das Wirkungspotenzial, die Stimmung zu verändern und Stress abzubauen. Das zehnminütige Inhalieren von ätherischem Yuzuöl verringerte in einer Studie bei gesunden Frauen signifikant deren Anspannung, Angst, Wut und Verwirrung.[108] Auch Lavendel- und Fenchelöl reduzierten nachweislich emotionalen Stress.[109, 110] Neben den ätherischen Ölen von Yuzu, Lavendel und Fenchel können Sie auch Rose, Weihrauch, Römische Kamille, Bergamotte, Nelke, Vanille, Basilikum, Vetiver, Ylang-Ylang oder Geranie ausprobieren.

Aromadusche zum Stressabbau

- einige Tropfen eines dieser Öle: Yuzu, Lavendel, Fenchel, Rose, Weihrauch, Römische Kamille, Bergamotte, Nelke, Vanille, Basilikum, Vetiver, Ylang-Ylang oder Geranie

1. Um körperliche und geistige Anspannung abzubauen, nehmen Sie eine warme Dusche und geben Sie einige Tropfen ätherisches Öl auf den Boden der Dusche.
2. Decken Sie den Abfluss für ein paar Minuten mit einem Waschlappen ab, damit die Öle nicht weggespült werden.
3. Atmen Sie tief ein.

Wut

Wut ist eine normale menschliche Emotion, die bewältigt werden kann und sollte, bei manchen jedoch außer Kontrolle gerät und störend oder gefährlich wird. Wut kann von leichter Gereiztheit bis hin zu ausgeprägten Wutanfällen reichen. Wenn diese Emotion intensiver wird, reagiert der Körper mit einem Anstieg der Herzfrequenz, des Blutdrucks, des Adrenalin- und des Noradrenalinspiegels. Dies kann für Menschen mit Bluthochdruck oder Herzproblemen gefährlich sein. Um mit Wut umzugehen, muss man sie auf eine bestimmte, nicht bedrohliche Art und Weise ausdrücken, sie dann unterdrücken und diese Energie in positive Aktivitäten oder Gedanken umleiten oder sowohl die äußeren Reaktionen als auch die inneren Reaktionen wie Herzfrequenz, Blutdruck und Gefühle der Depression beruhigen.

In der Aromatherapie werden ätherische Öle verwendet, um das körperliche und seelische Wohlbefinden zu steigern. Das Einatmen dieser aromatischen Öle sendet Botschaften von den Geruchsrezeptoren in der Nase an den Teil des Gehirns, der für Emotionen und Verhalten verantwortlich ist. Dieser Teil ist auch mit anderen Teilen des Gehirns verbunden, die Atmung, Blutdruck, Stress, Gedächtnis und Hormone kontrollieren.[111] Das Einmassieren ätherischer Öle in die Haut ermöglicht es den einzigartigen aktiven Komponenten des Öls, innerhalb von 20 Minuten[112] in die Haut oder andere Gewebe einzudringen und sogar die Blut-Hirn-Schranke zu überwinden. Einige Öle haben eine sehr beruhigende Wirkung auf das Gehirn und den Körper und können in Zeiten von Ärger, Frustration und Reizbarkeit eingesetzt werden, um die Intensität dieser Gefühle zu reduzieren. Weihrauch, Rose, Zitrone, Süßorange, Grapefruit, Süßer Majoran und Vetiver sind wundervoll beruhigende Öle.

Spray gegen Wutanfälle

- 120 ml destilliertes Wasser
- 1 EL Hamamelis-Hydrolat
- 2 Tropfen Weihrauchöl
- 2 Tropfen Süßorangenöl
- 2 Tropfen Vetiveröl

1. Stellen Sie ein Spray aus dem Wasser und den ätherischen Ölen her.
2. Vor Gebrauch gut schütteln.
3. Wenn Sie Gefühle der Wut überwältigen, sprühen Sie ein- oder zweimal und inhalieren den Duft.

3
Körperpflege und Wellness

Akne

Akne ist eine Hauterkrankung, die sich in Pickeln, Mitessern, Pusteln, Zysten, Knötchen und Papeln äußert. Sie tritt häufig im Gesicht auf, kann sich aber auch an Hals, Brust, Rücken, Oberarmen, Schultern und Gesäß zeigen. Akne ist das häufigste Hautproblem. Sie entsteht, wenn abgestorbene Hautzellen mit Talg (Öl) in der Pore zusammenkleben und sich dort festsetzen. Auf der Haut lebende Bakterien bleiben manchmal mit den abgestorbenen Hautzellen in den Poren stecken. Dies ist ein perfekter Nährboden für sie, und sie vermehren sich schnell, wodurch sich die Haut entzündet. Wenn die Akne tiefer in die Haut eindringt, bildet sich ein Knötchen oder eine Zyste. Typischerweise tritt Akne bei Teenagern und jungen Erwachsenen auf, aber sie kann jeden betreffen, sogar Babys. Narben und dunkle Flecken auf der Haut können die Folge sein. Eine milde Akne kann mit rezeptfreien Produkten behandelt werden, die Benzoylperoxid oder Salicylsäure enthalten. Es dauert vier bis acht Wochen, bis die Akne abklingt, wenn man das Produkt verwendet. Schwerere Fälle sollten von einem Dermatologen behandelt werden. Um eine optimale Lösung zu erzielen, können verschreibungspflichtige topische Behandlungen, Ganzkörperbehandlungen wie Antibiotika oder Behandlungen in der Praxis mit Lasern, Licht oder Chemikalien eingesetzt werden.

Ätherisches Rosmarinöl hat starke antibakterielle Eigenschaften. Eine Studie testete die Wirkung von Rosmarinöl auf *Propionibacterium acnes (P. acnes)*, das sind die Bakterien, die in den Follikeln und Poren der Haut leben. Sie können in großer Zahl wachsen und Entzündungen auslösen, was zu Akne führt. Rosmarinöl beeinträchtigte die Bakterien drastisch, indem es die äußeren Membranen zerstörte und ihren zytoplasmatischen Inhalt austreten ließ. Der Zelltod trat innerhalb von acht Stunden ein.[113]

Lotion gegen Akne

- 3 Tropfen ätherisches Rosmarinöl
- 1 TL natives Kokosöl

1. Geben Sie das Rosmarinöl in das Kokosöl.
2. Tragen Sie dies nach dem Waschen des Gesichts direkt auf die von Akne betroffenen Hautpartien auf.

HINWEIS

Kokosöl ist wirksam bei der Beseitigung von *P. acnes*, sodass diese Kombination die Haut effektiv klärt, indem sie die Bakterien zerstört, die die Poren mit Ablagerungen verstopfen. Teebaum-, Lavendel-, Oregano-, Bergamotte-, Geranien- und Weihrauchöl können ebenfalls zu Trägerölen hinzugefügt und wegen ihrer antibakteriellen Eigenschaften verwendet werden.

Altersflecken

Viel Zeit im Freien zu verbringen ist gesund, vor allem, wenn wir aufwachsen, aber all die Jahre der Sonneneinstrahlung ohne Sonnenschutzmittel können das Auftreten von flachen braunen, grauen oder schwarzen Pigmentflecken auf der Haut verursachen, die Altersflecken genannt werden. Sie treten typischerweise an den Hautstellen auf, die der Sonne am meisten ausgesetzt sind, wie Gesicht, Hände, Arme, Brust und Schultern. Die ultraviolette Strahlung der Sonne beschleunigt die Produktion von Melanin, wodurch eine dunklere Pigmentierung der Haut entsteht, die als Bräune bezeichnet wird. Nach vielen Jahren der Sonneneinstrahlung können die Melaninpigmente verklumpen und ovale oder runde Flecken bilden. Diese Flecken sind im Allgemeinen harmlos. Manche Menschen entscheiden sich jedoch, sie aus kosmetischen Gründen behandeln zu lassen. Verschreibungspflichtige Cremes, die Retinol oder Hydrochinon enthalten, können die Altersflecken effektiv ausbleichen. Mikrodermabrasion – die mechanische Abtragung oberer Hautschichten –, Laserbehandlungen, chemische Peelings und Lichttherapie werden ebenfalls eingesetzt, sind jedoch häufig nicht sehr angenehm in der Anwendung.

Unter den ätherischen Ölen wird Weihrauch am häufigsten zum Verblassen von Altersflecken verwendet. Es fördert die Hautheilung, hilft bei der Bildung neuer Zellen, pflegt tiefenwirksam und zieht leicht in die Haut ein.

Ölmischung gegen Altersflecken

- 3 Tropfen ätherisches Weihrauchöl
- 1 TL Jojobaöl

1. Mischen Sie das Weihrauchöl mit dem Jojobaöl.
2. Massieren Sie die Ölmischung in kreisenden Bewegungen in die Haut ein.
3. Wenden Sie die Einreibung mit der Ölmischung zweimal täglich an. Nach ein paar Wochen sollten die Altersflecke merklich heller und in ein paar Monaten sollten sie deutlich weniger auffällig oder ganz verschwunden sein.

HINWEIS

Ätherische Öle aus Karottensamen, Geranie und Zitrone werden ebenfalls zum Verblassen von Altersflecken eingesetzt. Wenden Sie diese auf die gleiche Weise an wie Weihrauchöl.

Sonnenbrand

Ein zu langer Aufenthalt in der Sonne ohne den Schutz einer geeigneten Sonnencreme oder Ähnlichem kann zu Verbrennungen der Haut führen. Die ultravioletten Strahlen der Sonne dringen in die Haut ein und erhöhen die Melaninproduktionsrate, mit der der Körper die Haut vor den schädlichen Auswirkungen der Sonne schützt. Wenn man sich jedoch zu lange der Sonne aussetzt oder die Strahlen zu intensiv sind, reicht das Melanin (der dunkle Farbstoff in der Haut) nicht aus, und die Haut verbrennt. Sie wird rot, schmerzt und schwillt an, fühlt sich heiß an und bei schwereren Verbrennungen bilden sich kleine flüssigkeitsgefüllte Blasen. Solarienlampen können die Haut auf die gleiche Weise verbrennen wie die Sonne. Auch die Sonnenstrahlen, die von der Oberfläche von Wasser, Sand, Eis und Schnee reflektiert werden, können einen Sonnenbrand verursachen. Selbst an bewölkten Tagen erreichen uns 80 Prozent der ultravioletten Strahlen der Sonne, weshalb auch an diesen Tagen Vorsicht bei Aktivitäten im Freien geboten ist. Sonnenverbrannte Haut beginnt innerhalb weniger Tage von selbst zu heilen. Gegen die Schmerzen und den Juckreiz werden häufig Schmerzmittel und Kortikosteroide eingesetzt.

Während es bei Sonnenbrand in jedem Fall Zeit braucht, bis er ausheilt, können die Symptome mit ätherischen Ölen gelindert werden. Entzündungshemmende, antibakterielle und schmerzlindernde ätherische Öle wie Lavendel, Weihrauch, Pfefferminze, Ingwer, Rosmarin und Eukalyptus helfen, eine Infektion durch eindringende Bakterien in die verletzte Haut zu verhindern, Schwellungen zu reduzieren und den brennenden Schmerz, der normalerweise selbst bei der sanftesten Berührung auftritt, zu lindern. Ebenfalls geeignet sind die Öle von Römischer Kamille, Sandelholz, Manuka und Geranie. Baden Sie die betroffene Stelle in kaltem Wasser mit 120 Milliliter Apfelessig und geben Sie ein paar Tropfen Lavendelöl hinein. Dies wird die Heilung beschleunigen und Juckreiz sowie Schmerzen reduzieren. Eine weitere Möglichkeit, die Haut zu beruhigen, ist das sanfte Einmassieren der folgenden Lotion.

Lotion gegen Sonnenbrand

- 1 TL Aloe-vera-Gel
- 1 Tropfen Pfefferminzöl
- 1 Tropfen Öl der Römischen Kamille
- 1 Tropfen Lavendelöl

1. Mischen Sie das Aloe-vera-Gel mit den ätherischen Ölen.
2. Tragen Sie die Mischung auf die betroffenen Hautstellen auf. Sie wird die Haut kühlen und Juckreiz und Schmerzen lindern.

Sonnenschutz

Übermäßige Sonneneinstrahlung kann Sonnenbrand verursachen, die Entstehung von Falten und schlaffer Haut fördern und das Risiko von Melanomen (schwarzem Hautkrebs) und Plattenepithelkarzinomen (auch als Stachelzellkrebs bezeichnet) erhöhen. Es ist wichtig, etwas Sonne zu tanken, damit die Haut Vitamin D bilden kann, das für das Knochenwachstum und den Knochenumbau, die Immunfunktion und die neuromuskuläre Aktivität von Bedeutung ist. Genauso wichtig ist es aber auch, die Haut vor den schädlichen ultravioletten Strahlen der Sonne zu schützen. Sonnenschutzmittel tun genau dies. Sie sind in Form von Lotionen, Sprays, Gelen und Stiften erhältlich und werden äußerlich aufgetragen. Sie absorbieren entweder die ultravioletten Strahlen oder reflektieren das Sonnenlicht. Viele Sonnenschutzmittel blockieren nur ultraviolette B-Strahlen (UV-B-Strahlen) des Sonnenlichts, das Sonnenbrände verursacht, während ultraviolette A-Strahlen (UV-A-Strahlen) des Sonnenlichts Hautschäden und das Risiko von Hautkrebs erhöhen. Breitspektrum-Sonnenschutzmittel blockieren beide Arten von Strahlen. Einige der in handelsüblichen Sonnenschutzmitteln verwendeten Inhaltsstoffe umfassen neben vielen anderen PABA (Para-Aminobenzoesäure), Phenylbenzimidazolsulfonsäure, Sulisobenzon und Octocrylen, die die Haut reizen und schädliche reaktive Sauerstoffspezies und DNA-Defekte erhöhen können.

Einige ätherische Öle sind natürliche Sonnenschutzmittel, die einen Lichtschutzfaktor (kurz: LSF) zwischen 1 und 7 haben.[114] Bei einem LSF von 7 bedeutet das, dass ein Siebtel der ultravioletten B-Strahlung der Sonne die Haut erreicht. Er blockiert nur die ultravioletten B-Strahlen, was bedeutet, dass er hilft, die Haut vor Verbrennungen zu schützen, aber keinen Schutz gegen ultraviolette A-Strahlen bietet, die das Risiko von Krebs und Fotodermatose [manchmal auch Fotodermatitis genannt; eine Hautkrankheit, die durch UV-Strahlung ausgelöst wird und sich unter anderem als Sonnenbrand, vergröberte Hautporen, juckende, brennende Rötungen, Blasenbildung äußern kann] erhöhen. Ätherische Öle aus Pfefferminze und Tulsi haben einen Lichtschutzfaktor von etwa 7, während ätherische Öle aus Lavendel und Zitronengras einen Lichtschutzfaktor von etwa 6 haben. Ätherische Öle aus Eukalyptus, Teebaum und Rose haben einen niedrigeren Lichtschutzfaktor zwischen 1 und 3.[115] Wenn Sie Pfefferminzöl zu einem Trägeröl wie Olivenöl (LSF 8) oder Kokosöl (LSF 7) hinzufügen, erhalten Sie einen natürlichen, sicheren und feuchtigkeitsspendenden Sonnenschutz, wenn Sie sich für kurze Zeit in der Sonne aufhalten. Wenn Sie sich längere Zeit im Freien aufhalten, sollten Sie die Creme häufig auftragen und ein Produkt in Erwägung ziehen, das auch vor UV-A-Strahlen schützt.

Sonnencreme

- 60 ml Kokosöl
- 60 ml Sheabutter
- 2 EL Zinkoxid
- 1 TL Vitamin-E-Öl
- 50 Tropfen Pfefferminzöl
- 25 Tropfen Lavendelöl

1. Mischen Sie das Kokosöl mit der Sheabutter, dem Zinkoxid, Vitamin-E-Öl, Pfefferminz- und Lavendelöl.
2. Tragen Sie diese Creme vor einem Sonnenbad auf die Haut auf.

Blaue Flecken

Häufig treten blaue Flecken nach Ereignissen auf, die unbemerkt bleiben, zum Beispiel wenn man gegen ein Geländer oder mit der Hüfte an die Küchenarbeitsplatte stößt. Sie können auch durch intensive körperliche Betätigung, Durchblutungsstörungen oder blutverdünnende Medikamente hervorgerufen werden. Ältere Menschen sind anfälliger für blaue Flecken, weil sie eine dünnere Haut haben, die den darunterliegenden Blutgefäßen weniger Halt gibt. Wenn die Haut verletzt wird, werden die Blutzellen unter der Haut beschädigt. Sie lassen Blut austreten, das sich unter der Hautoberfläche sammelt und zu einem empfindlichen und manchmal schmerzhaften schwarzen oder blauen Fleck führt. Der Bluterguss beginnt zu heilen und verfärbt sich gelb oder grün und verblasst schließlich, wenn das Blut wieder resorbiert wird. Man kann den Bluterguss abwechselnd mit Eis kühlen und dann eine Wärmequelle auflegen, um die Schwellung zu reduzieren und die Durchblutung des Bereichs zu verbessern.

Wenn sich ein blauer Fleck auf der Haut bildet, legen Sie eine kalte Kompresse auf den Bereich, um die Schwellung zu lindern und die Kapillaren an der Hautoberfläche zu verengen. Dies reduziert die Menge des Blutes, die aus ihnen austritt. Nachdem der Blutfluss gestoppt und der geprellte Bereich abgegrenzt ist, bereiten Sie folgendes Rezept zu.

Lotion gegen blaue Flecken

- 1 TL Arnika-Lotion
- 2 Tropfen eines der folgenden Öle: Immortelle, Lavendel, Kamille, Rosmarin oder Zitronengras

- 1 Tropfen eines der folgenden Öle: Schafgarbe, Zimtblatt oder Petersilie

1. Bereiten Sie 1 TL Arnika-Lotion in Kombination mit 2 Tropfen ätherischer Öle vor, die für ihre entzündungshemmenden und schmerzlindernden Eigenschaften bekannt sind. Empfohlen werden Immortellen-, Lavendel-, Kamillen-, Rosmarin- und Zitronengrasöl.
2. Fügen Sie einen dritten Tropfen Schafgarben-, Zimtblatt- oder Petersilienöl hinzu. Diese Öle verbessern die Durchblutung und fördern den natürlichen Heilungsprozess des Körpers.
3. Die Schwellung sollte nun weiter zurückgehen, ebenso wie Empfindlichkeit, Schmerzen und Verfärbungen.

Cellulite

Normales Fett unter der Haut kann gegen das Bindegewebe drücken und dazu führen, dass sich die darüberliegende Haut wellt. Das Ergebnis ist ein dellenartiges Aussehen der Haut, das viele Menschen als störend empfinden. Cellulite ist bei Frauen sehr verbreitet und tritt am häufigsten an den Hüften, den Oberschenkeln, dem Gesäß und dem Bauch auf. Dies ist nicht nur ein Zustand, der übergewichtige Menschen betrifft, denn auch dünne Personen können Cellulite haben. Eine genetische Veranlagung ist hier wohl ausschlaggebend, weshalb das Problem von einer Generation an die nächste weitergegeben wird. Um das Auftreten von Cellulite zu reduzieren, sollten Sie viel Flüssigkeit zu sich nehmen, bei Bedarf abnehmen und Sport treiben, um die Muskeln zu stärken und die Durchblutung der betroffenen Bereiche zu fördern.

Das ätherische Öl der Grapefruit kann helfen, das Abfließen von Wassereinlagerungen anzuregen, wodurch Giftstoffe mit abtransportiert werden. Dadurch werden Schwellungen reduziert und das Erscheinungsbild der Cellulite gemildert. Zitronengras-, Zedernholz-, Wacholderbeeren-, Zypressen- und Süßfenchelöl reduzieren ebenfalls Wassereinlagerungen, und sie verbessern zusätzlich die Durchblutung. Dies bringt mehr Sauerstoff zu den Fettzellen unter der Haut und hilft dem Körper, toxische Ablagerungen zu entfernen. Das Ergebnis sind kleinere Zellen und weniger sichtbare Cellulite. Um die Haut zu straffen und zu festigen, verwenden Sie ätherische Öle aus Ingwer, Grapefruit, Rosmarin und Karottensamen. Diese minimieren die Auswirkungen von Fettzellen, die sich an die Oberfläche wölben. Stellen Sie sicher, dass Sie diese Öle in einem Trägeröl verdünnen, bevor Sie sie in die Haut einmassieren.

Dehnungsstreifen

Dehnungsstreifen können in Phasen intensiven Wachstums, wie in der Pubertät, während der Schwangerschaft oder bei schnellen Gewichtsveränderungen entstehen. Die mittleren Hautschichten werden über ihre elastische Kapazität hinaus gedehnt und reißen infolgedessen. Dies kann auch passieren, wenn aufgrund von Erkrankungen übermäßig viel Kortison von den Nebennieren ausgeschüttet wird, wodurch die Haut an Geschmeidigkeit verliert. Auch Produkte mit Kortikosteroiden können diesen Effekt bewirken. Es bildet sich dann Narbengewebe in Form von schmalen rötlich-violetten Linien, die schließlich zu silbrigem Weiß verblassen. Dehnungsstreifen sind weitverbreitet und treten am häufigsten an Bauch, Oberschenkeln, Hüften, Gesäß, Oberarmen und am unteren

Rücken auf. Einige Dehnungsstreifen verschwinden mit der Zeit, andere bleiben jedoch ein Leben lang bestehen. Um das Erscheinungsbild von Dehnungsstreifen zu minimieren, werden manchmal medikamentöse Lotionen, Mikrodermabrasion – die mechanische Abtragung oberer Hautschichten – oder Lasertherapie eingesetzt. Diese Behandlungen garantieren jedoch keine Ergebnisse und können teuer sein.

Eine natürliche Alternative zur Heilung der Haut, zur Wiederherstellung der Elastizität und zum Beseitigen von Dehnungsstreifen ist die Verwendung von ätherischen Ölen. Immortelle (Strohblume), Hagebutte und Patschuli sind hilfreich bei der Bildung neuer Hautzellen, indem sie den Zellumsatz erhöhen. Lavendel, Neroli und Weihrauch verjüngen und revitalisieren die Haut und starten den Heilungsprozess. Geranie und Jasmin verbessern die Elastizität der Haut.

Creme gegen Dehnungsstreifen

- 120 ml Sheabutter
- 10 Tropfen ätherisches Lavendelöl
- 10 Tropfen Weihrauchöl

1. Mischen Sie die Sheabutter mit dem Lavendel- und dem Weihrauchöl.
2. Tragen Sie die Creme morgens und abends auf die Dehnungsstreifen auf.

Trockene Gesichtshaut

Hydratisierte und befeuchtete Haut verleiht ein gesundes Strahlen und ein jugendlicheres Aussehen. Durch Dehydrierung sammeln sich Hautzellen an der Oberfläche an, anstatt sich abzulösen, was zu einem trockenen, rauen Aussehen führt. Die Elastizität geht verloren, und die Haut wird gespannt und möglicherweise rissig. Feine Linien und Fältchen sind stärker ausgeprägt. Ein Feuchtigkeitsverlust kann die Folge von Sonnenschäden, heißem Duschen, Wind, übermäßigem Konsum von harntreibenden Getränken (wie Kaffee, Alkohol oder Tee), dem Nichtgebrauch von Feuchtigkeitscremes oder aggressiven Hautprodukten sein. Der Feuchtigkeitsverlust verstärkt sich mit zunehmendem Alter aufgrund der nachlassenden Aktivität der Öldrüsen und der verminderten Fähigkeit der Haut, Wasser zu binden.

Die Rehydrierung der obersten Hautschichten und das Einschließen von Feuchtigkeit tragen dazu bei, das Aussehen und das Gefühl trockener Haut zu verbessern. Die effektivsten Produkte ziehen zu diesem Zweck Feuchtigkeit an, versiegeln sie und glätten die Haut, indem sie die Zwischenräume zwischen den Hautzellen auffüllen. Waschen Sie das Gesicht immer zuerst, bevor Sie eine Feuchtigkeitscreme auftragen, um zu verhindern, dass Schmutz und Ablagerungen eingeschlossen werden. Andernfalls kann es zu verstopften Poren kommen. Um ein leichtes, aromatisches und nährendes Gesichtsserum gegen trockene Haut herzustellen, verwenden Sie Öle wie Rose, Palmarosa, Deutsche Kamille, Myrrhe, Weihrauch, Lavendel, Muskatellersalbei, Sandelholz, Geranie und Neroli.

Feuchtigkeitsserum für das Gesicht

- 80 ml Arganöl
- 3 EL Hagebuttenkernöl
- 20–28 Tropfen Ihres bevorzugten ätherischen Öls oder eines der genannten Öle.

1. Mischen Sie das Arganöl mit dem Hagebuttenkernöl und 20–28 Tropfen Ihres bevorzugten ätherischen Öls.
2. Bewahren Sie die Lotion in einer dunklen Glasflasche auf und schütteln Sie sie vor jedem Gebrauch.

Falten

Das Älterwerden bringt viele Veränderungen im Körper mit sich. Arterien verlieren ihre Elastizität, Knochen verlieren an Dichte, das Gedächtnis lässt nach, die Haut wird dünner und Falten entstehen. Die Geschwindigkeit, mit der diese Prozesse ablaufen, ist von Mensch zu Mensch unterschiedlich. Genetik und Krankheiten spielen eine Rolle dabei, wann und wie wir altern, aber auch unsere Ernährung und unser Lebensstil beeinflussen diesen Prozess maßgeblich. Es gibt viele Theorien über das Altern, wobei die Theorie, welche Rolle die freien Radikale dabei spielen, immer mehr in den Fokus rückt. Man geht davon aus, dass freie Radikale für die altersbedingte Schädigung von Zellen und Geweben verantwortlich sind. Freie Radikale sind instabile Moleküle, die aktiv nach einem Elektron suchen. Sie greifen das nächstgelegene stabile Molekül an und stehlen eines seiner Elektronen, wodurch dieses Molekül ebenfalls zu einem freien Radikal wird. Dies setzt eine Kettenreaktion in Gang, bei der freie Radikale entstehen, die letztendlich die Zelle zerstören können.

Der Schlüssel, diesen Prozess der freien Radikale zu stoppen, liegt darin, den Gehalt an Antioxidantien zu steigern. Viele ätherische Öle enthalten antioxidative Verbindungen, die Elektronen abgeben, welche die freien Radikale stabilisieren Sie können dann nicht mehr auf Zellen und Gewebe einwirken und keine Schäden verursachen. Der Alterungsprozess wird dadurch verlangsamt. Dies geschieht im gesamten Körper, von der Leber bis zur Haut. Einige der besten Öle, die sich aufgrund ihrer antioxidativen Eigenschaften zur Reduzierung freier Radikale eignen, sind Nelke, Myrrhe, Koriander, Fenchel, Muskatellersalbei, Römische Kamille, Rose, Majoran, Ylang-Ylang, Wintergrün, Geranie, Ingwer, Eukalyptus, Kümmel und Vetiver. Andere Öle sind für ihre Fähigkeit bekannt, die Haut zu straffen und zu festigen. Dazu gehören Geranie, Sandelholz und Weihrauch. Weihrauchöl minimiert auch das Auftreten von Altersflecken. Lavendel- und Karottensamenöl regenerieren die Haut, während Rosenöl die Elastizität der Haut verbessert.

Ätherisches Öl gegen Falten

- 1 TL Jojobaöl
- 1 Tropfen Rosenöl
- 1 Tropfen Weihrauchöl
- 1 Tropfen Öl der Römischen Kamille

1. Mischen Sie jeden Abend das Jojobaöl mit den ätherischen Ölen.
2. Massieren Sie dieses Öl in Gesicht und Hals ein.
3. Das restliche Öl kann auf die Hände und die Brust aufgetragen werden.

Narben

Eine dauerhaft verdickte Hautstelle, die sich über einer Wunde bildet, wenn die Haut durch einen Schnitt, eine

Schramme, eine Wunde, Akne oder eine Verbrennung verletzt wurde, wird als Narbe bezeichnet. Narben verblassen zwar mit der Zeit, aber sie gehen nie ganz weg. Manche Narben sind klein und stören nicht weiter. Andere sind größer oder befinden sich an auffälligen Stellen wie im Gesicht. Manch einer fühlt sich damit unsicher oder körperlich unattraktiv. Es gibt eine Reihe von Verfahren, mit denen sich das Erscheinungsbild von Narben reduzieren lässt. Chemisches Peeling, Dermabrasion (das mechanische Abtragen von Haut) und Lasertherapie sind nur einige davon. Diese Verfahren erfordern Arztbesuche und können teuer sein. Außerdem bergen sie das Risiko von Nebenwirkungen wie Infektionen, Rötungen, Schmerzen und Blutergüssen.

Es gibt verschiedene Arten von Narben. Die sogenannte hypertrophe Narbe ist durch ein erhabenes Aussehen gekennzeichnet. Dies ist darauf zurückzuführen, dass sich während der Heilung überschüssiges Gewebe über der Wunde bildet. Zur Behandlung dieser Narben werden oftmals eine chirurgische Entfernung des überschüssigen Gewebes sowie Steroidhormone eingesetzt, aber beide Behandlungsweisen sind mit Komplikationen verbunden.

Alternativ zu den genannten Verfahren wurde das ätherische Öl des Chinesischen Liebstöckels in einer Studie zur (Rück-)Bildung hypertropher Narben in Kaninchenohren verwendet. Das ätherische Öl wurde 28 Tage lang einmal täglich aufgetragen und führte zu einer signifikanten Verbesserung des Aussehens der Narben.[116] Ätherisches Öl aus Chinesischem Liebstöckel zeigte sich also wirksam, um Narben zu verkleinern und ihre Sichtbarkeit zu reduzieren. Das ätherische Öl der Ringelblume ist gut geeignet, um das Erscheinungsbild von Aknenarben zu reduzieren. Weihrauch-, Myrrhe-, Rosen-, Strohblume-, Zedernholz-, Zitronen-, Geranien-, Lavendel-, Karottensamen- und Patschuliöl können ebenfalls auf jeden Narbentyp aufgetragen werden. Frische Narben sprechen besser auf die Behandlung an als alte Narben. Fangen Sie also umgehend mit der Behandlung mit diesen Ölen an, solange die Narbe noch frisch ist.

Behandlungsserum für Narben

- 2 Esslöffel Süßmandelöl
- 2 Tropfen ätherisches Lavendelöl
- 2 Tropfen Patschuliöl
- 2 Tropfen Immortellenöl

1. Mischen Sie das Süßmandelöl mit den ätherischen Ölen.
2. Tragen Sie dieses Serum zwei- bis dreimal täglich auf die Narbe auf.

Spröde Lippen

Spröde, trockene, rissige Lippen sind manches Mal gerötet oder jucken. Die Haut an den Lippen ist sehr dünn und bietet dem darunterliegenden Gewebe nur einen geringen Schutz. Zudem enthalten die Lippen keine Talgdrüsen zur Produktion von feuchtigkeitsspendendem Öl, und der Wasserverlust der Lippen ist viel höher als anderswo am Körper. Weitere erschwerende Faktoren sind trockene Umweltbedingungen, Lippenlecken, Sonnenschäden, Vitaminmangel, Medikamente und Infektionen. Rissige Lippen sind für viele Menschen ein sehr häufig auftretendes Problem, und es ist nie verkehrt, ihnen eine Extraportion Pflege zukommen zu lassen.

Der erste Schritt zur Erzielung glatter, weicher Lippen ist die Verwendung eines sanftes Lippenpeelings. Um zu Hause ein Peeling herzustellen, gehen Sie nach dem folgenden Rezept vor.

Lippenpeeling

- 2 TL weißer Zucker
- ½ TL Jojobaöl
- 1 TL Honig
- 1 Tropfen ätherisches Pfefferminzöl

1. Mischen Sie den weißen Zucker mit dem Jojobaöl, Honig und Pfefferminzöl.
2. Füllen Sie die fertige Mischung in ein kleines Glasgefäß und bewahren Sie es im Badezimmer auf.
3. Verwenden Sie das Peeling täglich oder wenn die Lippen rissig sind.

Lippenbalsam

- 1 EL fraktioniertes (flüssiges) Kokosöl
- 3 Tropfen Lavendelöl
- 3 Tropfen Weihrauchöl

1. Geben Sie das Kokosöl mit dem Lavendelöl und Weihrauchöl in eine kleine Glaswalzenflasche.
2. Schütteln Sie die Flasche gut.
3. Tragen Sie die Mischung je nach Bedarf auf die Lippen auf.

HINWEIS
Diese Öle bilden eine Schutzschicht über den Lippen und verhindern Feuchtigkeitsverlust, heilen trockene Haut schnell und erhöhen ihre Festigkeit und Elastizität. Rosenholz-, Jasmin-, Geranien-, Patschuli- und Sandelholzöl können in diesen Rezepten ebenfalls eingesetzt werden.

Rissige Fersen

Die Haut an den Fersen der Füße kann trocken werden und Risse bekommen. Dadurch kann sich das Gewebe um den Fersenrand verdicken und Schwielen verursachen. Auch in den dicken Schwielen können Risse entstehen, vor allem, wenn bei fehlender Schuhunterstützung zu viel Gewicht auf die Fettpolster unter den Fersen drückt. Längeres Stehen und ungeeignetes Schuhwerk können den Druck auf die Fersen erhöhen und zu einer seitlichen Ausdehnung führen. Wenn die Haut trocken ist, führt dieser erhöhte Druck zu Rissen in der Haut. Auch einige Krankheiten oder Hautkrankheiten können die Haut austrocknen und dieses Problem verursachen. In den meisten Fällen sind rissige Fersen lediglich unangenehm, aber wenn die Erkrankung schwerwiegend ist, kann sie schmerzhaft und unansehnlich werden.

Geeignetes Schuhwerk ist wichtig, um den Fuß zu stützen und den übermäßigen Druck auf die Fersen zu mindern. Schuhe mit dicken Sohlen und geschlossenem Schaft sind hier empfehlenswert. Um die Fersen zu behandeln, muss das Hornhautgewebe entfernt und dessen Stärke verringert werden, denn einige Risse heilen nicht, wenn diese zusätzliche, dicke raue Haut nicht abgetragen wird. Als Nächstes sollten die Füße in einem warmen Fußbad mit einigen Tropfen Römischer Kamille, Sandelholz und Jasmin eingeweicht werden. Diese Mischung sollte die Haut weich machen und den Fersen Feuchtigkeit zuführen. Nach 5 Minuten nehmen Sie die Füße aus dem Bad und tupfen sie trocken. Danach sollten Sie die trockene, zähe Haut an den Fersen mit einem Bimsstein sanft peelen. Spülen Sie die Füße ab und tupfen Sie sie erneut trocken. Tragen Sie danach die Salbe aus dem folgenden Rezept auf. Am besten ist es, wenn Sie jeden zweiten Tag ein Peeling durchführen, die Salbe sollten Sie idealerweise jeden Morgen und Abend auftragen. Alternativ bieten sich auch Rosenholz-, Geranien-, Mandarinen-, Lavendel- und Patschuliöl an.

Fußsalbe

- 1 EL Süßmandelöl
- 2 Tropfen ätherisches Rosenöl
- 1 Tropfen ätherisches Zedernholzöl

1. Mischen Sie das Süßmandelöl mit dem Rosenöl und dem Zedernholzöl.
2. Tragen Sie diese Salbe zweimal täglich auf die Fersen auf.

Shampoo

Ein Shampoo ist ein Reinigungsprodukt für das Haar, um Schmutz und Öl zu entfernen. Es gibt Shampoos, die für farbbehandeltes Haar, Schuppen, schlaffes Haar, überbehandeltes Haar, trockenes Haar, fettiges Haar und so weiter entwickelt wurden. Viele Shampoos hinterlassen Produktablagerungen auf dem Haar und entziehen dem Haar Öle, ohne ihm Feuchtigkeit zurückzugeben. Dies führt dazu, dass das Haar trocken, spröde und kraus wird. In den meisten Shampoos sind zahlreiche Chemikalien enthalten, die Schaum erzeugen, sich leicht ausspülen lassen, gut riechen und sich luxuriös anfühlen. Viele dieser Verbindungen haben sich als Reizstoffe und Allergene erwiesen und haben gesundheitliche Folgen – nicht nur für die Person, die das Shampoo benutzt, sondern auch für die Umwelt, wenn das Shampoo in den Abfluss gespült wird.

Einige ätherische Öle sind feuchtigkeitsspendend, während andere hervorragend dazu geeignet sind, die Ölproduktion der Kopfhaut zu reduzieren. Alle ätherischen Öle riechen wunderbar und verleihen dem Haar einen herrlichen Duft. Verwenden Sie sie in selbst gemachten Shampoos, wo sie ihre kraftvolle Wirkung entfalten und das Haar auf eine sichere, ungiftige Weise reinigen. Das Shampoo ist sehr einfach herzustellen und erlaubt es dem Anwender, die Inhaltsstoffe an seinen Geschmack und seine speziellen Haarprobleme anzupassen. Ein Basisrezept, das für alle Shampoos verwendet werden kann, finden Sie im Folgenden.

Basisrezept für Shampoo

- 120 ml Kokosmilch
- 120 ml flüssige kastilische Seife
- optional: ¼ TL Xanthan

Bei trockenem Haar

- ½ TL Trägeröl wie Süßmandel-, Distel- oder Traubenkernöl
- 20 Tropfen ätherisches Öl, beispielsweise Palmarosa, Rosmarin, Muskatellersalbei, Lavendel, Myrrhe, Pfefferminze, Minze, Geranie und Sandelholz

Bei fettigem Haar

20 Tropfen eines der folgenden ätherischen Öle: Basilikum, Zedernholz, Muskatellersalbei, Patschuli, Teebaum, Lavendel, Limette, Rosmarin, Eukalyptus oder Zypresse

Bei normalem Haar

20 Tropfen eines der folgenden ätherischen Öle: Muskatellersalbei, Lavendel, Rosmarin, Zedernholz, Geranie und Süßorange

1. Mischen Sie die Kokosmilch mit der flüssigen Seife.
2. Wenn die Kokosmilch kein Guarkernmehl enthält, fügen Sie dem Rezept das Xanthan als Verdickungsmittel hinzu.
3. Für trockenes Haar fügen Sie ½ TL eines Trägeröls hinzu. Experimentieren Sie, um zu sehen, was für Sie am besten funktioniert.
4. Dann fügen Sie 20 Tropfen ätherische Öle hinzu. Einige gute Öle für trockenes Haar sind unter dem Punkt »Für trockenes Haar« (Seite 135) aufgeführt.
5. Für fettiges Haar lassen Sie das Trägeröl weg und fügen 20 Tropfen eines der hierfür geeigneten Öle hinzu.
6. Normales Haar braucht auch kein Trägeröl, sondern profitiert von den hierfür empfohlenen ätherischen Ölen.
7. Geben Sie alle Zutaten in eine alte Shampooflasche und schütteln Sie diese kräftig, um alles zu vermischen. Schütteln Sie die Flasche vor jeder Anwendung, um abgesetzte Bestandteile zu mischen. Die antimikrobielle Aktivität der ätherischen Öle macht dieses Shampoo für zwei bis drei Wochen haltbar.

Fettige Haare

Die Kopfhaut enthält Talgdrüsen, die Öl produzieren. Dieses Öl hält das Haar gesund, versorgt es mit Feuchtigkeit und trägt dazu bei, dass es glatt und stark ist. Die Menge des produzierten Öls kann sich mit den Jahreszeiten, dem Klima, Stress, der Verwendung von Produkten oder Hormonen ändern. Manchmal wird zu viel Öl produziert, wodurch das Haar strähnig und fettig aussieht. Waschen Sie Ihre Haare täglich, wenn dies erforderlich ist. Verwenden Sie dabei Shampoos, die keine Sulfatextrakte enthalten, da diese zu einer übermäßigen Aktivierung der Talgdrüsen führen. Waschen Sie die Haare möglichst morgens, weil die Talgdrüsen nachts besonders aktiv sind und in dieser Zeit mehr Öl absondern. Gehen Sie sparsam mit Haarspülung um und verwenden Sie lauwarmes Wasser, kein heißes.

Einige Öle wie Rosmarin, Lavendel, Zitronengras und Kamille sollen die Talgproduktion normalisieren und können bei der Beruhigung überaktiver Talgdrüsen auf der Kopfhaut hilfreich sein. Andere ätherische Öle, die sich zur Pflege von fettigem Haar eignen, sind Zitronen-, Zypressen-, Bergamotte-, Eukalyptus- und Wacholderbeerenöl.

Haarspülung bei fettigem Haar

- 6 Tropfen ätherisches Rosmarinöl
- 1 EL geschmolzenes Kokosöl

1. Mischen Sie das Rosmarinöl mit dem Kokosöl.
2. Massieren Sie die Mischung in die feuchte Kopfhaut ein.
3. Lassen Sie die Spülung 30 Minuten einwirken und waschen Sie sie dann mit einem milden Shampoo aus.

Haarspülung

Auf dem menschlichen Kopf befinden sich etwa 100 000 bis 150000 Haare – jede Menge Haarsträhnen also, um die man sich kümmern muss. Jede Haarsträhne besteht aus drei Schichten, wobei die äußere Schicht, die Cuticula, die beiden inneren Schichten schützt. Wenn das Haar gesund ist, überlappen sich die Schuppen der Cuticula eng und schützen die inneren Schichten. Wenn es jedoch beschädigt wird, lockern und trennen sich die Schuppen der Cuticula, wodurch die darunterliegenden Schichten freigelegt werden. Das Haar sieht trocken und stumpf aus und kann leicht brechen. Die inneren Schichten können durch UV-Strahlen der Sonne, Hitze, Umweltverschmutzung, Chlor oder andere Chemikalien, die in Haarprodukten und -behandlungen enthalten sind, geschädigt werden.

Um glänzendes, weiches, kräftiges Haar zu erhalten, das glatt und gesund aussieht, können ätherische Öle eingesetzt werden. Viele dieser Öle sind Antioxidantien, die das frisch behandelte Haar vor zukünftigen Schäden schützen und die Feuchtigkeit einschließen, sodass es langfristig leicht frisierbar bleibt.

Haarspülung

- 1 EL Süßmandelöl
- 9 Tropfen eines dieser ätherischen Öle:
- Für normales Haar: Süßorange, Rosmarin oder Eukalyptus
- Für fettiges Haar: Basilikum, Zedernholz, Zitrone oder Bergamotte
- Für trockenes Haar: Lavendel, Ylang-Ylang, Geranie, Weihrauch, Rosmarin oder Sandelholz

1. Mischen Sie das Süßmandelöl mit 9 Tropfen des ausgewählten ätherischen Öls.
2. Massieren Sie diese Spülung in das nasse Haar ein.
3. Bei längerem Haar verdoppeln Sie die Rezeptur.
4. Lassen Sie die Öle 20 Minuten lang auf dem Haar einwirken, spülen Sie die Ölmischung dann aus und waschen Sie die Haare. Es wird keine weitere Spülung benötigt.

Haarausfall

Überall am Körper wachsen Haare, außer an den Handflächen und Fußsohlen. Um Haare am Körper loszuwerden, werden unzählige Stunden aufgewendet und viel Geld ausgegeben, doch an jedem Haar auf dem Kopf wird festgehalten, als wäre es aus Gold. Gesundes, glänzendes, schimmerndes Haar ist ein Zeichen von Schönheit und ein Ausdruck von Mode und Persönlichkeit. Bei Männern ist Haarausfall weitverbreitet, der aber auch bei Frauen und Kindern auftreten kann. Wenn übermäßig viele Haare ausfallen und kahle Stellen entstehen, kann der Betroffene erhebliche Ängste entwickeln und sich entblößt, unzureichend oder unattraktiv fühlen. Haarausfall liegt dann vor, wenn die Haarfollikel auf dem Kopf keine neuen Haarzellen mehr produzieren. Vererbung spielt beim Haarausfall eine große Rolle und beeinflusst das Alter, in dem er beginnt, die Geschwindigkeit, mit der er auftritt, und den Verlauf, den er nimmt. Auch Medikamente, Krankheiten und Hormonveränderungen können zu übermäßigem Haarausfall führen. Um dem Haarausfall entgegenzuwirken, versuchen Menschen, mit Medikamenten das Haarwachstum anzuregen oder den Ausfall zu verlangsamen. Andere unterziehen sich einem chirurgischen Eingriff und lassen winzige Hautteile mit Haaren in die Kopfhaut transplantieren. Dies ist mit Nebenwirkungen wie Herzrasen, sexueller Dysfunktion, Schmerzen, Infektionen und Narbenbildung verbunden.

Thymian-, Rosmarin-, Lavendel- und Zedernholzöl wurden in einer Studie auf ihre Rolle beim Haarwachstum untersucht. Nach siebenmonatiger Behandlung sahen Patienten, die diese verdünnten ätherischen Öle täglich in ihre Kopfhaut einmassierten, eine signifikante Verbesserung des Haarwachstums im Vergleich zu Patienten, die ihre Kopfhaut nur mit Trägerölen massierten.[117] Lavendelöl allein erwies sich ebenfalls als haarwuchsfördernd. Auf dem Rücken von Mäusen, die mit Lavendelöl behandelt wurden, wurde eine signifikante Zunahme der Anzahl und Tiefe der Follikel sowie eine Zunahme der Dicke der Hautschicht, in der die Follikel sitzen, festgestellt.[118]

Öle, die die Durchblutung steigern, können auch das Haarwachstum stimulieren, indem sie mehr Blut und Nährstoffe zu den Zellen auf der Kopfhaut bringen, damit diese funktionieren, sich teilen und wachsen. In Bereichen der Kopfhaut, die durch Haarausfall lückenhaft sind, können die Haare wieder zu wachsen beginnen.

Haarwuchsmittel

- 3 Tropfen Lavendelöl
- 3 Tropfen Zedernholzöl
- 3 Tropfen Thymianöl
- 1 EL Jojobaöl

1. Um Haare wieder wachsen zu lassen, mischen Sie die ätherischen Öle mit dem Jojobaöl.
2. Tragen Sie die Ölmischung auf die Kopfhaut auf und lassen Sie die Öle in die Haut einziehen.
3. Führen Sie die Prozedur täglich durch, um Ergebnisse zu erzielen.

HINWEIS
Die Öle aus Ylang-Ylang, Palmarosa, Zypresse, Sandelholz, schwarzem Pfeffer, Nelke, Zitrone und Rosenholz eignen sich ebenfalls, um das Haarwachstum anzuregen.

Schuppen

Schuppen sind eine chronische Erkrankung, die durch das Abblättern von Hautzellen auf der Kopfhaut gekennzeichnet ist. Sie sind als weiße, ölig aussehende Hautschüppchen im Haar und an den Schultern sichtbar. Schuppen sind keine gefährliche Erkrankung, können aber unangenehm sein. Im Herbst und Winter, wenn die Kopfhaut der trockeneren, kühleren Außenluft und der erwärmten Raumluft ausgesetzt ist, die beide der Haut Feuchtigkeit entziehen, treten Schuppen in der Regel verstärkt auf. Der Zustand kann durch unzureichendes Shampoonieren verursacht werden, sodass sich abgestorbene Hautzellen mit Ölen vermischen. Dies führt zu einer Ansammlung und anschließenden Ablösung dieser Zellen als Schuppen.

Auch Hefe auf der Kopfhaut kann bei manchen Menschen die Haut reizen und eine Überproduktion von Hautzellen verursachen, die sich als Schuppen ablösen. Bei trockener

Haut können kleinere, trockenere Schuppen entstehen. Eine der häufigsten Ursachen von Schuppen ist jedoch die seborrhoische Dermatitis. Dabei handelt es sich um eine Erkrankung, bei der die fettige Haut mit schuppigen weißen oder gelben Schuppen bedeckt ist. Milde Fälle lassen sich leicht mit einer täglichen Reinigung behandeln, womit die Bildung von Fett und Hautzellen reduziert wird. Andere Fälle sind schwieriger zu behandeln und erfordern möglicherweise medikamentöse Shampoos. Einige dieser Shampoos enthalten antimykotische und antibakterielle Wirkstoffe zur Abtötung der Mikroben. Andere verlangsamen die Absterberate der Hautzellen, um Ablagerungen und Schuppenbildung zu reduzieren.

Wenn die Ursache eine durch Hefe verursachte seborrhoische Dermatitis ist, dann hilft die Verwendung von Teebaumöl, um die Überproduktion der Hautzellen zu reduzieren. Ein fünfprozentiges Teebaumöl-Shampoo verringerte in einer Studie signifikant die Schwere der Schuppen, den Juckreiz der Kopfhaut und die Fettigkeit der Haare bei Patienten mit Schuppen im Vergleich zu Patienten, die ein Placebo-Shampoo verwendeten.[119] Es scheint, dass Teebaumöl nicht sehr hoch konzentriert sein muss, um wirksam zu sein. In einer anderen Studie wurde festgestellt, dass Teebaumöl in einer Konzentration von nur 0,5 Prozent die Hefepilze zerstört, die für die Schuppenbildung verantwortlich sind.[120] Die antimykotischen und entzündungshemmenden Eigenschaften dieses Öls zerstören sicher, schnell und effektiv die Erreger, die die Schuppenbildung verursachen, und mildern die lästigen Symptome, die damit verbunden sind, indem sie Rötungen, Juckreiz und Irritationen der Kopfhaut verringern.

Wenn trockene Haut der Verursacher ist, können ätherische Öle aus Lavendel, Thymian, Pfefferminze, Rosmarin, Geranie, Myrrhe, Jasmin und Patschuli verwendet werden, um die entzündete Haut zu befeuchten, zu beruhigen und die Durchblutung der Kopfhaut zu fördern. Um Schuppen loszuwerden, können Sie die folgende Lösung herstellen.

Schuppenlösung

- 120 ml Apfelessig
- 35 Tropfen Teebaumöl
- 25 Tropfen Jasminöl

1. Mischen Sie den Apfelessig mit dem Teebaum- und Jasminöl.
2. Massieren Sie nach dem Shampoonieren etwa 2–3 EL der Lösung in die Kopfhaut ein.
3. Lassen Sie die Lösung einige Minuten einwirken und spülen Sie sie dann mit warmem Wasser aus.
4. Verwenden Sie die Lösung dreimal pro Woche, bis die Schuppen verschwunden sind.

Frischer Atem

Niemand will schlechten Atem haben, dennoch bekommt ihn jeder ab und zu. Einige Lebensmittel wie Zwiebeln und Knoblauch sind häufige Verursacher von Mundgeruch, und ihr starker Geruch bleibt bestehen, bis die Nahrung vom Körper verdaut wurde. Schlechte Zahnhygiene ist eine weitere Ursache für Mundgeruch. Speisereste, die im Mund verbleiben, werden zur Nahrung für Bakterien, die wachsen und gedeihen und übel riechende Toxine in den Mund abgeben. Hefepilzinfektionen, Karies, Rauchen, Mundtrockenheit und einige Krankheiten sind weitere Ursachen. Viele Menschen entscheiden sich daher für die Verwendung einer Mundspülung als Teil der Mundhygiene. Die meisten Mundspülungen sind antiseptisch und werden zur Reduzierung der Mikroben im Mund eingesetzt, um Karies, Gingivitis und Mundgeruch zu verhindern. Andere Mundspülungen sollen Entzündungen, Schmerzen oder Mundtrockenheit lindern, die durch Infektionen oder Krankheiten verursacht werden. Bei diesen Mundspülungen werden etwa 20 Milliliter Mundwasser 30 Sekunden lang oder länger gegurgelt und dann ausgespuckt.

Wenn Mundgeruch ein Problem ist, kann die Verwendung von verdünnten antibakteriellen ätherischen Ölen als Mundspülung die Bakterien aus dem Mund entfernen und ihre Stoffwechselnebenprodukte daran hindern, unangenehme Gerüche auszusenden. Ätherisches Öl aus Schwarzem Salbei hemmte das Wachstum von *Porphyromonas gingivalis*, einem oralen Bakterium, das zu Zahnfleischerkrankungen beiträgt.[121] Andere antibakterielle Öle, die verwendet werden können, sind Nelke, Pfefferminze, Oregano, Orange, Zimtblatt und Lavendel.

Ätherische Öle eignen sich zudem, um Candida-Hefepilze im Mund zu beseitigen, die schlechten Atem verursachen. Ätherisches Lavendelöl hemmt das Wachstum sowohl der Hefe- als auch der Hyphenform von *Candida albicans*.[122] Die Verbindungen Eugenol und Thymol haben ebenfalls eine Anti-Candida-Wirkung.[123] Sie sind in den ätherischen Ölen von Nelke, Zimt, Muskatnuss, Geranie, Oregano, Basilikum, Vanille, Dill, Zitronenmelisse, Bergamotte, Oregano und Thymian enthalten.

Zusätzlich zum zweimaligen Zähneputzen am Tag und der einmaligen Verwendung von Zahnseide können Sie ätherische Öle als Mundspülung verwenden, um Bakterien oder Pilze im Mund zu beseitigen.

Mundspülung für frischen Atem

- 2 Tropfen Pfefferminzöl oder Nelkenöl
- 1 TL natives Kokosöl

1. Kombinieren Sie das Pfefferminz- oder Nelkenöl (wählen Sie das Öl je nach Quelle des schlechten Atems aus) mit dem Kokosöl – das sich ebenfalls hervorragend zur Vernichtung von Bakterien im Mund eignet.
2. Spülen Sie die Mischung eine Minute lang im Mund.
3. Spucken Sie die Mischung anschließend in den Müll aus.
4. Spülen Sie den Mund mit dieser Mischung einmal täglich.

Deodorant

Schwitzen ist eine natürliche Funktion des Körpers, um bei Bedarf die Körperwärme zu reduzieren. Der Schweiß selbst ist geruchlos. Die warme, feuchte Umgebung ist jedoch ein Nährboden für Bakterien, die unter diesen Bedingungen in der Achselhöhle gedeihen. Die Bakterien bauen Keratinprotein auf der Hautoberfläche ab und produzieren geruchsverursachende Fettsäuren und Ammoniak. Um den Geruch in den Achselhöhlen zu reduzieren, sollten die Achselhöhlen regelmäßig gewaschen und trocken gehalten werden. Die meisten Menschen verwenden Antitranspirante, um das Schwitzen zu reduzieren, oder Deodorants, um den Geruch zu überdecken.

Da Schwitzen ein natürlicher Prozess ist, um die Körpertemperatur zu regulieren und Giftstoffe aus dem Körper zu entfernen, wird empfohlen, den Körper schwitzen zu lassen. Deodorants tragen dazu bei, den Geruch für eine gewisse Zeit zu maskieren, aber Bakterien können selbst die stechendsten Gerüche durchdringen. Wer geruchsfrei bleiben will, muss vor allem sicherstellen, dass die Bakterien keine Chance haben, in den Achselhöhlen zu wachsen. Antibakterielle ätherische Öle halten dabei alle störenden Gerüche fern.

Deodorant

- 60 ml Jojobaöl
- 36 Tropfen eines der folgenden Öle, je nach persönlicher Vorliebe: Lavendel, Zitronengras, Zimtblatt, Teebaum, Nelke, Eukalyptus, Pfefferminze, Bergamotte, Oregano, Thymian, Basilikum, Rosmarin, Ingwer, Sandelholz, Zitrone oder Patschuli

1. Mischen Sie das Jojobaöl mit 36 Tropfen des bevorzugten zuvor genannten Öls.
2. Massieren Sie die Mischung in eine saubere Achselhöhle ein. Das Jojobaöl wird in die Haut einziehen, ohne ein fettiges oder nasses Gefühl zu hinterlassen.
3. Im Laufe des Tages je nach Bedarf erneut auftragen.

Parfüm

Das angenehme Aroma von ätherischen Ölen, gemischt mit anderen Inhaltsstoffen, schafft eine grenzenlose Vielfalt an Parfüms, die zur Beduftung von Menschen, Haustieren,

Cremes, Lotionen, Gels, Kerzen und Wohnräumen verwendet werden. Im Grunde genommen kann jedes Objekt und jeder Mensch mit Parfüm beträufelt werden, um es oder ihn für ein bestimmtes Geschlecht oder eine bestimmte Bevölkerungsgruppe attraktiver zu machen. Es gibt verschiedene Arten von Parfüms, abhängig von der Konzentration der aromatischen ätherischen Öle im Endprodukt. Parfüm enthält typischerweise 20 Prozent aromatische Verbindungen, Eau de Parfum etwa 15 Prozent, Eau de Toilette etwa 10 Prozent und Kölnisch Wasser 5 Prozent. Je höher die Konzentration der aromatischen Verbindungen ist, desto intensiver und länger hält der Duft an. Neben den unterschiedlichen Konzentrationen an ätherischen Ölen enthalten diese Produkte viele weitere Inhaltsstoffe, sowohl natürliche als auch synthetische. Einige davon lösen asthmatische Anfälle, Übelkeit, Kopfschmerzen, eine erhöhte Empfindlichkeit der Haut gegenüber ultravioletter Strahlung oder allergische Hautreaktionen aus. Die meisten Firmen halten ihre Inhaltsstoffe geheim, sodass der Verbraucher nicht weiß, was er auf seinen Körper aufträgt. Langfristiger Gebrauch von Parfüms kann gesundheitliche Folgen haben, die noch nicht vollständig erforscht sind.

Ätherische Öle sind die Basis von Parfüms, warum sollte man also nicht einfach ätherische Öle verdünnt in einem Trägeröl als Parfüm verwenden? Der gewünschte Duft kann individuell, je nach Stimmung des Trägers, gewählt werden. Ätherische Öle sind flüchtig und verflüchtigen sich schnell, aber das Trägeröl hält das ätherische Öl und damit den Duft viel länger. Wenn der Duft schließlich abklingt, kann auf Wunsch mehr aufgetragen werden. Sie können zu Hause sowohl flüssige als auch feste Parfüms herstellen.

Festes Parfüm

- 1 EL geriebenes Bienenwachs
- 1 EL Trägeröl, beispielsweise Kameliensamenöl, fraktioniertes (flüssiges) Kokosöl oder Süßmandelöl
- 60 Tropfen ätherische Öle Ihrer Wahl

1. Schmelzen Sie das Bienenwachs auf dem Herd.
2. Sobald es fast geschmolzen ist, mischen Sie das Trägeröl unter.
3. Rühren Sie, bis das Bienenwachs und das Trägeröl vollständig vermischt sind.
4. Nehmen Sie das Öl vom Herd und rühren Sie sofort etwa 60 Tropfen ätherische Öle ein. Wählen Sie die gewünschte Mischung der Öle vorher aus und halten Sie diese bereit; da das Parfüm schnell fest wird.
5. Gießen Sie die Mischung in einen Glas- oder Keramikbehälter mit Deckel. Sie härtet in etwa zehn Minuten aus und ist dann gebrauchsfertig.

Nagelpilz

Pilzinfektionen sind extrem häufig und können in jedem Teil des Körpers auftreten. Wenn Pilze die Finger- oder Zehennägel befallen, entstehen zunächst oft weiße oder gelbe Pünktchen. Diese Pünktchen verschmelzen dann zu größeren Flecken und breiten sich aus. Die Nägel werden dicker, die Struktur wird dabei jedoch immer poröser, sodass die Nägel brüchig werden, sich verfärben und nach einer Weile beginnen, an den Rändern zu bröckeln. Die Symptome treten langsam auf und führen schließlich dazu, dass sich der Nagel von der Haut löst und abfällt.

Pilzinfektionen können ein Zeichen für ein übermäßiges Candida-Wachstum im Körper sein. *Candida albicans* kommt beim Menschen sehr häufig vor und kann bei Personen mit geschwächtem oder beeinträchtigtem Immunsystem außer Kontrolle geraten. Die guten Bakterien im Darm können nicht mit dem Candida-Pilz konkurrieren, woraufhin eine systemische Invasion beginnen kann, die sich als Pilzinfektion der Nägel bemerkbar machen kann. Es gibt rezeptfreie Behandlungen, die aber nicht immer wirksam sind und bei denen die Wahrscheinlichkeit eines erneuten Auftretens hoch ist. Zudem können verschreibungspflichtige orale Antimykotika eingesetzt werden, die ein neues Wachstum des Nagels ermöglichen, der dann frei von Pilzen ist. Dies ist ein langsamer Prozess und kann eine Reihe von Nebenwirkungen verursachen, die von Hautausschlag bis zu Lebererkrankungen reichen. Außerdem gibt es medikamentöse Lacke und Cremes, mit deren Anwendung es allerdings teilweise ein Jahr dauert, um den Pilz loszuwerden. Ein betroffener Nagel kann außerdem chirurgisch entfernt werden, wächst danach aber nur langsam nach.

Es gibt viele ätherische Öle, die antimykotische Eigenschaften haben, unter anderem Oregano, Thymian, Rosmarin, Kiefer, Kamille, Weihrauch, Zitronengras, Zimtblatt, Nelke, Lavendel und Teebaum. Lavendelöl wurde gegen 51 Stämme von *Candida albicans* in einer Laborumgebung getestet und hemmte effektiv das Pilzwachstum und die Ausbreitung der Infektion.[124] Teebaumöl zeigte die gleiche Wirksamkeit gegen 32 Stämme von *Candida albicans*.[125] Diese ätherischen Öle können einzeln oder in Kombination zur topischen Behandlung von Nagelpilzinfektionen verwendet werden, um den Pilz zu beseitigen und die Nägel zu stärken.

Nagelpilz-Serum

- 3 Tropfen Oreganoöl
- 1 TL Aprikosenkernöl

1. Mischen Sie das Oreganoöl (oder ein anderes ätherisches Öl) mit dem Aprikosenkernöl.
2. Tauchen Sie einen Wattebausch in das Öl und reiben Sie damit über und um die betroffenen Nägel.
3. Lassen Sie das Öl einziehen.
4. Wiederholen Sie die Anwendung morgens und abends, bis der infizierte Nagel herauswächst und durch einen gesunden Nagel ersetzt wird.

Nagelhärter

Nägel können durch Feuchtigkeitsverlust entweder spröde und trocken oder durch zu viel Feuchtigkeit weich und brüchig werden. Manchmal ist eine Krankheit oder die Ernährung der Übeltäter, aber häufiger sind äußere Faktoren dafür verantwortlich. Dies gilt insbesondere dann, wenn die Zehennägel stark, die Fingernägel aber weich sind. Das ständige Befeuchten und Trocknen der Nägel durch häufiges Händewaschen, Geschirrspülen, Duschen und Hausarbeit – ganz zu schweigen von der Verwendung von Waschmitteln, scharfen Reinigern und Nagellackentfernern – beeinträchtigt die Nagelgesundheit und kann irreversible Schäden verursachen. Oft muss man die beschädigten Nägel herauswachsen lassen. Während die neuen Nägel nachwachsen, sollten Sie darauf achten, dass diese gesund bleiben. Tragen Sie bei der Hausarbeit Handschuhe, befeuchten Sie die Nagelhaut, tränken Sie die Nägel in Öl und schneiden oder feilen Sie sie regelmäßig.

Nagelhärter

- 10 Tropfen eines der folgenden Öle: Lavendel, Rosmarin, Zitrone, Zypresse, Geranie oder Grapefruit
- 1 EL Traubenkernöl

1. Geben Sie das gewählte ätherische Öl in das Traubenkernöl.
2. Tragen Sie das Serum jeden Abend auf die Nägel und die Nagelhaut auf und massieren Sie es eine Minute lang ein.

HINWEIS

Traubenkernöl ist leicht, nicht fettig und sehr feuchtigkeitsspendend. Es ist reich an Antioxidantien und eine wunderbare Quelle für Vitamin E, das die Nägel nährt. Die genannten ätherischen Öle können helfen, Feuchtigkeit zu speichern und Sprödigkeit, Abblättern und Splittern zu reduzieren.

Zahnpasta

Zahnpasten sind Gele, Pasten oder Pulver, die mit einer Zahnbürste zum Reinigen der Zähne verwendet werden. Sie helfen bei der Entfernung von Speiseresten und Bakterien, wodurch die Bildung von Plaque und Zahnstein verhindert wird, die zu Karies und Zahnfleischerkrankungen führen können. Die meisten handelsüblichen Zahnpasten enthalten eine Vielzahl von Chemikalien wie Reiniger, milde Schleifstoffe, Bindemittel, Fluorid und Aromastoffe, um sicherzustellen, dass die Zahnpasta gut schäumt, gut schmeckt, Oberflächenflecken entfernt und die Zähne stärkt. Einige enthalten spezielle Zusätze zur Steigerung der Bleichwirkung, zur Verbesserung der Empfindlichkeit und Ansprechvermögens und zur Bekämpfung von Zahnstein. Nicht alle diese Inhaltsstoffe sind ungefährlich, von einigen ist sogar bekannt, dass sie Krebsgeschwüre verursachen oder den Hormonhaushalt stören. Andere sind potenziell krebserregend oder gelten sogar als tödlich, wie beispielsweis Fluorid, wenn sie in zu großen Dosen geschluckt werden.

Natürliche Zahnpasten gibt es zwar online oder auch in Geschäften zu kaufen, aber nicht alle sind so gesund, wie sie vorgeben zu sein. Es gibt daher immer mehr Menschen, die ihre Zahnpasta zu Hause selbst herstellen und dabei nur natürliche Inhaltsstoffe verwenden. Selbst gemachte Zahnpasta ist einfach herzustellen, kostet wenig und reinigt und hellt die Zähne genauso gut auf wie kommerzielle Zahnpasten. Bevor Sie Ihre nächste Tube Zahnpasta kaufen, sollten Sie daher überlegen, ob Sie stattdessen das folgende Rezept zubereiten.

Zahnpasta

- 120 ml Kokosöl
- 2 EL Backpulver
- 1 EL Xylit-Pulver
- 15 Tropfen eines der folgenden ätherische Öle: Pfefferminze, Minze, Zimtblatt, Nelke, Salbei oder Myrrhe

1. Schmelzen Sie das Kokosöl langsam in einem Glasgefäß, das Sie in einen Topf mit warmem Wasser auf den Herd stellen.
2. Sobald es geschmolzen ist, fügen Sie das Backpulver hinzu. Rühren Sie um, bis es sich zu einer homogenen Masse verbunden hat.

3. Als Nächstes mischen Sie das Xylit-Pulver und 15 Tropfen ätherische Öle unter. Rühren Sie gut um und lassen Sie die Mischung abkühlen und fest werden. Die Zahnpasta ist nun einsatzbereit.

Zahnaufhellung

Helle, weiße Zähne sorgen für ein schönes Lächeln und verleihen uns ein jüngeres und gesünderes Aussehen. Im Handel gibt es viele Produkte, die damit beworben werden, die Zähne aufzuhellen. Bleichende Zahnpasten entfernen oberflächliche Verfärbungen mit milden abrasiven Wirkstoffen und können etwa einen Farbton Unterschied erzielen. Bleaching-Gele, -Streifen und -Schienen enthalten Wasserstoffperoxid oder andere Bleichmittel, die die Substanz tief im Inneren des Zahns aufhellen. Das Ergebnis hält normalerweise etwa vier Monate an. Einige Mundspülungen enthalten Inhaltsstoffe, die die Zähne aufhellen, sind aber weniger effektiv, und die Ergebnisse sind oft erst nach zwölf Wochen zu sehen. Auch Zahnärzte können in ihren Praxen die Zähne in einer Sitzung deutlich aufhellen. Empfindliche Zähne und Gewebereizungen sind einige der Nebenwirkungen des Bleaching-Prozesses.

Die Bakterien im Mund bauen einen Biofilm auf den Zähnen auf, der Plaque genannt wird. Plaque kann dazu führen, dass die Zähne sich verfärben und gelb aussehen. Bei der Reduzierung von Mundbakterien sind Pfefferminz-, Salbei- und australisches Teebaumöl wirksam.[126] Pfefferminz- und Salbeiöl eignen sich ebenfalls als Mundspülung, weil sie die für die Verfärbung der Zähne verantwortlichen Bakterien beseitigen und der hellere Farbton der Zähne so erhalten wird. Teebaumöl sollte nicht angewendet werden, wenn Gefahr besteht, dass derjenige, des es anwendet, bei versehentlich verschluckt, weil es giftig sein kann.

Zahnaufheller

- 1 Erdbeere
- 1 TL natives Kokosöl
- 3 Tropfen ätherisches Pfefferminzöl

1. Mischen Sie eine pürierte Erdbeere mit dem Kokosöl zu einer Paste.
2. Mischen Sie nun das Pfefferminzöl unter.
3. Putzen Sie Ihre Zähne zwei Minuten lang mit dieser Mischung.
4. Spucken Sie sie anschließend in den Mülleimer und spülen Sie den Mund mit klarem Wasser aus.
5. Putzen Sie danach Ihre Zähne wie gewohnt mit Zahnpasta.

4

Das Haus auf Vordermann bringen

Bakterien auf Spülschwämmen

Die Küche ist der Ort im Haus, den wir am saubersten halten wollen. Schließlich wird hier das Essen zubereitet und verzehrt. Wir tun unser Bestes, um alle Arten von Ungeziefer aus der Küche fernzuhalten, und der Anblick einer Kakerlake oder einer Fruchtfliegenlarve, die in der Spüle herumkrabbelt, kann uns auf die Palme bringen. Stellen Sie sich also vor, dass das Schrubben von Arbeitsflächen und das Spülen von Gläsern mit einem Spülschwamm Millionen von Bakterien auf allem, was er berührt, verteilen kann. Jeder Schwamm enthält etwa zehn Millionen Bakterien pro 6,45 Quadratzentimeter, einige davon harmlos, andere schädlich. Um die Gesundheit und Sicherheit Ihrer Familie zu gewährleisten, sollten Schwämme bei Temperaturen über 82 Grad Celsius gewaschen und regelmäßig desinfiziert werden.

Das Reinigen von Schwämmen mit warmer Seife und Wasser entfernt zwar den Schmutz auf der Oberfläche sowie einige Bakterien, aber es bleiben immer noch viele Keime zurück, die nur darauf warten, sich erneut zu vermehren. Es ist außerdem sehr schwierig, die Seife vollständig aus dem Schwamm herauszuspülen. Es gibt einige ätherische Öle, die ausgezeichnete antibakterielle Eigenschaften haben und die verwendet werden können, um eine Vielzahl von Bakterien zu zerstören und Schwämme sauber zu halten und zu desinfizieren. Eine Studie über die antibakterielle Aktivität einer Reihe von ätherischen Ölen gegen 25 Gattungen von Bakterien ergab, dass Thymian-, Zimtblatt-, Lorbeer-, Nelken-, Bittermandel-, (chinesisches) Liebstöckel-, Piment-, Majoran-, Engelwurz- und Muskatnussöl das Bakterienwachstum und -überleben am stärksten hemmen. Angelikaöl zeigt eine hemmende Wirkung auf alle 25 getesteten Bakteriengattungen, gefolgt von Lorbeer-, Zimtblatt-, Nelken- und Thymianöl.[127]

Desinfektion von Spülschwämmen

- 60 ml Wasser
- 1 TL Rizinusseife
- 10 Tropfen Thymianöl
- 10 Tropfen Zimtblattöl
- 5 Tropfen Angelikaöl

1. Drücken Sie jeden Abend das überschüssige Wasser aus dem Schwamm aus.
2. Besprühen Sie alle Seiten des Schwamms mit einer Lösung aus Wasser, Rizinusseife, den genannten ätherischen Ölen. Es sind nur ein paar Spritzer pro Seite erforderlich.
3. Drücken Sie den Schwamm anschließend gut zusammen, damit sich die Öle im Inneren des Schwamms gut verteilen.

Lebensmittelverderbende Pilze

Pilze, insbesondere Schimmelpilze und Hefen, leben in und auf Lebensmitteln. Sie scheiden Enzyme aus, die die Nahrung aufspalten, damit sie die Nährstoffe aufnehmen können. Auf diese Weise wachsen und gedeihen sie. Das Ergebnis sind Lebensmittel, die geschmacklos, verfärbt, verfault oder mit schädlichen Mykotoxinen kontaminiert sind. Obst, Gemüse, Fleisch, Brot und Soßen – so ziemlich alle Lebensmittel, die auf der Küchenzeile oder im Kühlschrank liegen, sind dafür anfällig. Es gibt einige wenige Lebensmittel, die über eingebaute Abwehrmechanismen verfügen, die den Verderb für lange Zeit abwehren können, aber irgendwann wachsen auch auf ihnen Pilze (außer auf Honig). Unternehmen in der Lebensmittelindustrie verwenden chemische Sprays, um Lebensmittel zu konservieren und den Verderb hinauszuzögern. Saatgut und Erzeugnisse wie Obst und Gemüse werden während der Wachstumsphase häufig mit Pestiziden behandelt, von denen eine weitere Dosis während des Transports vom Feld zum Laden aufgetragen wird.

Durch den Kauf von Biolebensmitteln reduzieren Sie die Aufnahme von Pestiziden, was die chemische Belastung des Körpers verringert. Allerdings verderben Biolebensmittel auch schneller. Um die Haltbarkeit von Lebensmitteln zu verlängern, potenziell schädliche Pilze zu zerstören und die Menge der aufgenommenen Giftstoffe zu reduzieren, können Sie mit ätherischen Ölen arbeiten. Auberginen mit Grauschimmelfäule wurden in einer Studie mit ätherischem Oreganoöl behandelt, das das Pilzwachstum hemmte, ohne die Fruchtqualität zu beeinträchtigen.[128] Piment, Zimt, Nelke, Knoblauch, Zwiebel, Oregano, Bohnenkraut und Thymian zeigten starke hemmende Wirkungen auf das Wachstum von 13 lebensmittelverderbenden und industriellen Pilzen,[129] während Komponenten in ätherischen Ölen von Zitronengras, Zimt, Citronella, Rose und Pfefferminze gegen fünf getestete lebensmittelverderbende Pilze aktiv waren.[130] Um Pilze zu zerstören und Lebensmittel länger haltbar zu machen, besprühen Sie die Produkte mit der folgenden Mischung.

Spray für längere Lebensmittelhaltbarkeit

- 3 Tropfen Thymianöl
- 2 Tropfen Oreganoöl
- 2 Tropfen Zitronenöl
- 240 ml Wasser

1. Mischen Sie alle Komponenten gut miteinander.
2. Sprühen Sie die Lebensmittel gründlich mit dem Spray ein.
3. Spülen Sie es nach einer Viertelstunde ab.
4. Die Öle können auch in der Küche versprüht werden, um Sporen in der Luft anzugreifen und ihre Verbreitung zu verhindern.

Mückenabwehr

Stechmücken sind robuste Schädlinge, die es seit Millionen von Jahren gibt. Sie sind schwer loszuwerden und noch schwerer zu vermeiden, wenn man sich im Freien aufhält. Die Weibchen stechen den Menschen, um aus dessen Blut ihre befruchtungsfähigen Eier zu entwickeln. Dabei spritzen sie Speichel in die Haut, was eine Reaktion des Immunsystems hervorrufen kann. Das Ergebnis zeigt sich bei manchen Menschen in winzigen roten Flecken oder bei anderen in juckenden, geschwollenen roten Striemen. Stechmücken können ihre Beute aus bis zu 50 Metern Entfernung riechen und werden von Kohlendioxid, Bewegung, Chemikalien im Schweiß und Wärme angezogen. Von einer Mücke gestochen zu werden, mag nicht so schlimm erscheinen, aber diese lästigen Insekten können Krankheiten wie das West-Nil-Virus, das Zika-Virus, Malaria und Gelbfieber übertragen. Um nicht gestochen zu werden, verwenden viele Menschen chemische Abwehrsprays oder -lotionen auf ihrer Haut. Einige Menschen nutzen chemische Abwehrmittel in Form von Papierstreifen, die sie am Körper tragen oder im Außenbereich anbringen, wo sie sich aufhalten, um eine direkte Anwendung auf der Haut zu vermeiden.

Viele Menschen möchten keine chemische Abwehrmittel benutzen und greifen stattdessen auf natürliche Produkte zurück. Eine Studie ergab, dass eine Nanoemulsionskombination aus fünf Prozent haarigem Basilikumöl, fünf Prozent Vetiveröl und zehn Prozent Citronellaöl 4,7 Stunden lang vor Mücken schützte.[131] Andere ätherische Öle, die zur Abwehr von Mücken eingesetzt werden, sind Rosmarin-, Pfefferminz-, Zitronengras-, Citronella-, Lavendel-, Eukalyptus-, Nelken- und Orangenöl.

Körperserum gegen Mücken

- 1 EL natives Kokosöl
- 2 Tropfen Rosmarinöl
- 2 Tropfen Vetiveröl
- 5 Tropfen Citronellaöl

1. Mischen Sie das Kokosöl mit dem Rosmarin-, Vetiver- und Citronellaöl.
2. Verteilen Sie die Mischung auf der Haut und tragen Sie sie bei Bedarf erneut auf.

HINWEIS
Falls es doch zu einem Mückenstich kommt, tupfen Sie verdünntes Lavendelöl auf die Stelle, um die Haut zu beruhigen und den Juckreiz zu lindern.

Hundeflöhe

Flöhe sind kleine, kupferfarbene Schädlinge, die in warmen, feuchten Umgebungen leben und sich von Blut ernähren. Sie haben kräftige Hinterbeine und können von überallher auf Haustiere springen, beispielsweise von anderen Tieren oder von irgendwo in der Umgebung. Flöhe mögen kein Licht, daher sollten Sie am Bauch, an den Hinterbeinen oder tief im Fell des Tieres nach ihnen suchen, um sie zu entdecken. Kleine, pfefferähnliche Flocken oder Schuppen sind verräterische Anzeichen für einen Flohbefall. Dies sind die Ausscheidungen des Flohs. Flöhe leben mehrere Wochen lang auf Hunden und legen Hunderte von Eiern ab. Die Eier können von dem Haustier abfallen und auf Teppichen, Möbeln, Vorhängen oder sogar in Bodenritzen landen. Sie entwickeln sich zu Larven, die sich von organischem Material ernähren. Als Erwachsene hüpfen sie auf den nächstgelegenen Wirt. Der Biss des Flohs verursacht bei Haustieren Juckreiz, und wenn das Tier allergisch auf den Flohspeichel reagiert, können Hautinfektionen, Entzündungen und Haarausfall auftreten. Verschreibungspflichtige Tabletten oder medizinische Shampoos befreien Hunde von Flöhen. Auch Geschirrspülmittel wird häufig verwendet.

Zur Flohbekämpfung bei Hunden können ebenfalls ätherische Öle eingesetzt werden. Zitronengras, Lavendel, Zedernholz, Manuka, Patschuli, Eukalyptus, Minze und Thymian sind gut geeignet. Da der Geruchssinn der Tiere stärker ausgeprägt ist als der des Menschen, mögen sie bestimmte Öle unter Umständen nicht. Tragen Sie ein verdünntes Öl auf Ihre Hände auf, lassen Sie das Tier daran riechen und beobachten Sie, wie es reagiert. Wenn das Tier abweisend reagiert, versuchen Sie es mit einem anderen Öl. Wenn es den Anschein hat, dass der Duft das Tier nicht stört, verwenden Sie dieses Öl zur Flohbekämpfung.

Flohshampoo für Hunde

- 1–3 Tropfen ätherisches Öl, etwa aus Zitronengras, Lavendel, Zedernholz, Manuka, Patschuli, Eukalyptus, Minze oder Thymian
- 120 ml Hundeshampoo

1. Mischen Sie 1 bis 3 Tropfen ätherisches Öl mit dem Hundeshampoo. (Blaues Geschirrspülmittel funktioniert auch sehr gut.)
2. Shampoonieren Sie den Hund und achten Sie dabei darauf, dass das Shampoo nicht in die Augen gelangt.

Sobald keine Flöhe mehr vorhanden sind, empfiehlt sich das folgende Abschreckungsspray.

Abschreckungsspray gegen Flöhe

- 5 Tropfen Zedernholzöl
- 2 Tropfen Eukalyptusöl
- 2 Tropfen Lavendelöl
- 240 ml Wasser

1. Mischen Sie alle Komponenten gut miteinander.
2. Geben Sie das Spray in eine Sprühflasche und sprühen Sie den Hund damit regelmäßig ein.

HINWEIS
Seien Sie sehr vorsichtig bei der Verwendung von ätherischen Ölen in der Nähe von Katzen. Ihnen fehlt ein wichtiges Enzym, das Verbindungen abbaut und ausscheidet, die aufgenommen, absorbiert oder eingeatmet wurden. Viele ätherische Öle können für Katzen giftig sein. Vermeiden Sie daher bei Katzen den Einsatz ätherischer Öle, es sei denn, diese wurden speziell als sicher für Katzen ausgewiesen.

Reinigungsmittel

Es gibt eine Fülle von Produkten, die Schmutz beseitigen und Arbeitsplatten, Waschbecken und Fenster zum Glänzen bringen. Einige Produkte sind auf eine bestimmte Aufgabe ausgerichtet, während andere als Allzweckreiniger angepriesen werden, mit denen man so gut wie alles reinigen kann. Nur bei sieben Prozent der Reinigungsprodukte sind alle Inhaltsstoffe aufgelistet, und viele enthalten giftige Verbindungen, die Ihrer Gesundheit und der Umwelt schaden können. Es gibt in den USA keine Bundesvorschriften für Chemikalien in Haushaltsprodukten, von denen einige krebserregende Stoffe, Formaldehyd und andere hochgiftige Verbindungen enthalten, die bekanntermaßen reproduktive, neurotoxische und Atemwegsschäden verursachen. In Deutschland müssen diese zumindest teilweise auf den Produkten gekennzeichnet und mit einem Gefahrenhinweis versehen werden, die Hersteller sind verpflichtet, alle Inhaltsstoffe auf ihrer Internetseite anzugeben.[132] Diese Chemikalien können sich mit der Zeit in unserem Körper ansammeln und Krankheiten auslösen. Wenn die Gebrauchsanweisung des Produkts das Tragen von Schutzbrillen und Handschuhen vorsieht und darauf hinweist, dass das Einatmen schädlich oder tödlich sein kann, tun Sie gut daran, das Produkt zu meiden. Auch Produkte, die behaupten, natürlich oder umweltfreundlich zu sein, können giftig sein, also seien Sie auch hier vorsichtig.

Einfache, ungiftige Reinigungsmittel lassen sich zu Hause mit nur wenigen, leicht erhältlichen Zutaten herstellen.

Allzweckreiniger

- 240 ml warmes Wasser
- 180 ml Apfelessig
- 30 Tropfen ätherisches Öl, zum Beispiel Lavendel, Teebaum, Zitronengras, Oregano, Wilde Orange, Eukalyptus, Pfefferminze oder Grapefruit

1. Mischen Sie alle Komponenten zusammen. Diese Lösung zerstört Keime und wäscht Schmutz und Rückstände auf Oberflächen weg.
2. Die Mischung kann auf Schneidebrettern, Arbeitsplatten (jedoch nicht auf Marmor oder Granit), Fenstern, Spülbecken, Mikrowellen, Fliesen und Edelstahl verwendet werden.
3. Sprühen Sie das Gemisch auf und wischen Sie die zu reinigende Fläche mit einem sauberen Mikrofasertuch ab.

Kühlschrankreinigung

Kühlschränke halten frische Lebensmittel kühl, um das Wachstum von Bakterien, Viren und Pilzen zu minimieren und die Genießbarkeit für längere Zeit zu erhalten. Kein Lebensmittel ist steril, und wenn es im Kühlschrank gelagert wird, trägt es unweigerlich Keime in sich, die sich vermehren und andere Gegenstände kontaminieren. Lebensmittel, die mit Krankheitserregern behaftet sind, verderben schneller, aber sie tragen auch das Risiko, den Verbraucher mit schädlichen Keimen zu infizieren, die ihn sehr krank machen können. Um dies zu verhindern, empfiehlt sich eine regelmäßige Reinigung des Kühlschranks.

Der folgende Reiniger vernichtet Keime, die sich auf den Oberflächen befinden, und löst klebrige Verschmutzungen.

Kühlschrankreiniger

- 480 ml warmes Wasser
- 240 ml Essig
- 15 Tropfen ätherisches Zitronenöl

1. Mischen Sie alle Komponenten.
2. Nehmen Sie die Lebensmittel aus dem Kühlschrank, und zwar ein Fach nach dem anderen.
3. Sprühen Sie den Reiniger über das Fach. Wischen Sie die Flächen mit einem sauberen Mikrofasertuch ab.
4. Legen Sie die Lebensmittel wieder hinein und reinigen Sie das nächste Fach auf die gleiche Weise.

HINWEIS

Sobald der Kühlschrank sauber ist, stellen Sie ein Glas mit 220 Gramm Backpulver und 10 Tropfen ätherischem Öl hinein – hier eignen sich Zitrusöle –, um Gerüche in Schach zu halten. Schütteln Sie das Glas gelegentlich, um den Duft freizusetzen, und tauschen Sie es alle vier Monate aus.

Eingebranntes Kochgeschirr

Ein kurzer Moment der Ablenkung reicht aus, um die Aufmerksamkeit des Kochs von der köchelnden Soße auf dem Herd oder der Kasserolle im Ofen abzulenken. Innerhalb weniger Minuten kann das Essen anbrennen und am Kochgeschirr kleben bleiben. Jetzt entsteht eine klebrige, verkrustete, festgeklebte Masse, die sich auch mit viel Mühe nicht mehr entfernen lässt. Gießen Sie in diesem Fall warmes Wasser in den Topf oder die Schüssel und kratzen Sie die losen Essensreste vorsichtig mit einem Spatel ab. Gießen Sie das Wasser und die Essensreste aus. Geben Sie ein paar Tropfen ätherisches Zitronenöl hinzu und lassen Sie es einige Minuten einwirken. Arbeiten Sie das Öl mit einem Plastikschrubber über die verbrannten Stellen ein. Sie sollten sich nun mit ein wenig Mühe lösen lassen. Bei einer wirklich festsitzenden Verschmutzung probieren Sie die Reinigung mit der folgenden Kombination.

Topfreiniger

- 10 Tropfen Zitronenöl
- 60 ml Essig
- 60 g Backpulver

1. Vermischen Sie das Zitronenöl mit dem Essig und dem Backpulver und geben Sie die Mischung auf die verkrustete Stelle.
2. Lassen Sie sie 20 Minuten lang einwirken und schrubben Sie dann die verbrannten Essensreste ab.

Staubsauger

In fast jedem Haushalt gibt es einen Staubsauger, der Staub und Schmutz von Böden, Fensterverkleidungen und Möbeln aufsaugt. Leider geben die meisten davon etwas Feinstaub, Pollen, Hautschuppen und Bakterien wieder in die Luft ab, was Asthma und Allergien auslösen kann. Wenn man bedenkt, dass Menschen etwa 90 Prozent ihrer Zeit in Innenräumen verbringen, kann diese chronische Belastung bei manchen Menschen erhebliche Probleme verursachen. Selbst Staubsauger mit HEPA-Filtern setzen Staub und Bakterien wieder frei, obwohl sie besser als herkömmliche Filter sind. Das ist sowohl ein ästhetisches als auch ein gesundheitliches Problem. Für diejenigen, die nicht zu Atemwegserkrankungen oder Allergien neigen, kann der Staub, der wieder in die Luft gelangt, dazu führen, dass sie das Gefühl haben, das Haus rieche alt, staubig, muffig und einfach nur unangenehm.

Wischen Sie vor dem Staubsaugen die Außenseite des Staubsaugers ab, um Staub und Ablagerungen zu entfernen. Reinigen Sie dann die Filtermatten oder wechseln Sie sie aus, falls es sich um Einwegfilter handelt. Stauben Sie alle zugänglichen Innenteile ab. Geben Sie drei Tropfen eines beliebigen antimikrobiellen ätherischen Öls wie Lavendel-, Teebaum-, Zitronengras-, Mandarinen-, Manuka-, Oregano-, Rosen-, Salbei-, Sandelholz-, Pfefferminz-, Eukalyptus-, Bergamotte- oder Süßorangenöl auf das Filterkissen. Geben Sie weitere drei Tropfen auf einen Wattebausch und legen Sie diesen in den Staubsaugerbeutel oder Behälter. Wenn der Staubsauger eingeschaltet wird, verteilen sich die ätherischen Öle in der Luft. Sie hinterlassen nicht nur einen angenehmen Duft in der Wohnung, sondern zerstören auch schädliche Keime in der Luft.

Badezimmer

Toiletten, Waschbecken, Duschen, Badewannen und Böden in einem Badezimmer können ein Nährboden für Bakterien, Viren und Pilze sein, wenn sie nicht häufig und gründlich gereinigt werden. Auf Toilettensitzen befinden sich zum Beispiel etwa 50 Bakterien pro 6,45 Quadratzentimeter. Das mag viel erscheinen, ist es aber nicht wirklich, wenn man bedenkt, dass der menschliche Körper 100 Billionen Mikroben beherbergt. Die gute Nachricht ist, dass nur ein sehr geringer Prozentsatz der hier anzutreffenden Keime pathogen ist und möglicherweise Krankheiten verursacht. Gastrointestinale (Magen und Darm betreffende) und lebensmittelbedingte Viren können bis zu einer Woche auf festen Oberflächen überdauern und Durchfall und Erbrechen hervorrufen, wenn sie von arglosen Personen aufgenommen werden. Schon das Spülen einer Toilette und das anschließende Berühren von Mund, Nase oder Augen kann einen Krankheitserreger von den Händen übertragen und eine Infektion auslösen. Andere Organismen können Fußpilz verursachen (wenn Sie barfuß im Bad laufen) oder Asthma oder Allergien verschlimmern. Waschen Sie sich immer die Hände, nachdem Sie auf Toilette waren, und achten Sie darauf, Zahnbürsten regelmäßig zu sterilisieren. Waschen Sie Duschtücher zweimal pro Woche und Handtücher jeden zweiten Tag.

Es gibt viele Produkte, die speziell für die Desinfektion von Badezimmern angeboten werden. Sie enthalten jedoch oft Inhaltsstoffe, die die Atemwege angreifen, Hautreizungen verursachen und zu Allergien führen. Andere Inhaltsstoffe sind biologisch schlecht abbaubar und können das Wassersystem verschmutzen.

Natürliche Reiniger ohne schädliche Chemikalien können mit dem Zusatz von antimikrobiellen ätherischen Ölen eingesetzt werden, um Bakterien, Viren und Pilze zu beseitigen, die auf Toilettensitzen, in der Toilettenschüssel und auf jeder anderen Oberfläche im Badezimmer lauern.

Allzweckreiniger fürs Bad

- 480 ml Wasser
- 2 EL Rizinusseife
- 1 EL Backpulver
- 30 Tropfen ätherisches Zitronenöl
- 20 Tropfen ätherisches Rosmarinöl

1. Mischen Sie das Wasser mit der Rizinusseife, dem Backpulver, dem Zitronenöl und dem Rosmarinöl.
2. Bewahren Sie das Gemisch in einer Sprühflasche auf und schütteln Sie es vor Gebrauch.
3. Sprühen Sie es einfach auf, lassen Sie es ein paar Minuten auf der Oberfläche einwirken und wischen Sie es dann ab.

Toilettenreiniger

- 120 ml Essig
- 110 g Backpulver
- 7 Tropfen ätherisches Pfefferminzöl

1. Um das Innere der Toilettenschüssel zu reinigen, mischen Sie den Essig mit dem Backpulver und dem Pfefferminzöl.
2. Seien Sie vorsichtig, denn die Mischung zischt sehr stark.
3. Gießen Sie den Reiniger in die Toilettenschüssel und schrubben Sie diese mit einer Toilettenbürste.

HINWEIS
Weitere Öle, die sich zur Badreinigung anbieten, sind Limetten-, Teebaum-, Eukalyptus-, Oregano-, Bergamott-, Zimtblatt-, Nelken-, Citronella- und Palmarosaöl.

Essensgerüche

Der Duft von gebackenen Plätzchen ist etwas sehr Angenehmes, aber der intensive Geruch von gebratenem Fisch oder Kohlrouladen, der in der Luft liegt, ist weniger wünschenswert. Schließen Sie beim Kochen die Türen zu anderen Räumen und öffnen Sie die Fenster in der Küche, wenn es draußen nicht zu kalt oder zu heiß ist. Benutzen Sie die Dunstabzugshaube über dem Herd und räumen Sie das Geschirr unmittelbar nach Beendigung der Mahlzeit ab. Entfernen Sie alle verderblichen Abfälle und bringen Sie sie nach draußen oder in die Garage. Wenn Sie genug Platz haben, können Sie die geruchsintensiven Lebensmittel auch in einem Beutel in den Gefrierschrank legen, bis der Müll entsorgt wird.

Um unangenehme Gerüche zu überdecken, greifen viele Menschen zu künstlichen Duftstoffen, wie sie meist in Kerzen, Steckdosen-Plug-ins und Sprays enthalten sind. Diese enthalten giftige Chemikalien, die dann eingeatmet werden und bei Asthmatikern und Allergikern zu Reizungen der Atemwege führen. Zudem übertünchen sie die schlechten Gerüche bloß, reinigen jedoch nicht die Luft. Ätherische Öle eignen sich zur Beseitigung schlechter Gerüche in der Luft und sind gleichzeitig natürliche, sichere Mittel.

Lufterfrischer für die Küche

- 480 ml Wasser
- 7–10 Tropfen Nelken-, Zimtblatt-, Zitronen-, Orangen- oder Grapefruitöl

1. Bringen Sie das Wasser auf dem Herd zum Kochen.
2. Geben Sie eines der ätherischen Öle oder eine Kombination aus verschiedenen Ölen hinzu. Die ätherischen Öle sorgen für einen reichlich frischen Duft in der Küche.

Luftreiniger für die Küche

- 110 g Backpulver
- 10 Tropfen ätherisches Öl Ihrer Wahl

1. Wenn Sie einen Tag außer Haus sind, geben Sie das Backpulver in ein Glas, gemischt mit 10 Tropfen Ihres bevorzugten ätherischen Öls oder verschiedener Öle.
2. Stellen Sie diese Mischung auf die Arbeitsplatte in der Küche. Schlechte Gerüche werden absorbiert, und die ätherischen Öle verleihen einen angenehmen Duft.

Mülleimer

Verdorbene Lebensmittel oder verderbliche Reste von Mahlzeiten sind die Hauptschuldigen für den stinkenden, fauligen Geruch, der aus Mülleimern aufsteigt. Wenn Sie die Abfälle aus der Küche entfernen und bis zur Müllabfuhr in die Garage bringen, können Sie die Gerüche reduzieren, aber manchmal bleiben diese im Mülleimer haften, obwohl er leer ist. Durch regelmäßiges Reinigen mit Wasser und Seife lassen sich verschüttete Flüssigkeiten und Essensreste, die an den Seiten und am Boden des Behälters haften, entfernen. Nach dem Trocknen streuen Sie die folgende Rezeptur in den Mülleimer.

Geruchserfrischer für den Mülleimer

- 1 EL Backpulver
- 5 Tropfen Wildorangenöl

1. Mischen Sie das Backpulver mit dem ätherischen Wildorangenöl.
2. Streuen Sie es über den Boden des Behälters.
3. Saugen Sie die Mischung regelmäßig weg und geben Sie eine frische Portion in den Mülleimer.

HINWEIS
Die Gerüche sollten verschwinden und durch ein frisches Orangenaroma ersetzt werden Wenn Sie ein paar Tropfen ätherisches Lavendel- oder Eukalyptusöl auf einen Wattebausch geben und diesen auf den Boden des Mülleimers unter den Müllsack legen, riecht der Mülleimer ebenfalls wunderbar.

Zigarettenrauch

Einer der am schwierigsten zu beseitigenden Gerüche in einem Haushalt kommt vom Zigarettenrauch. Dieser Geruch setzt sich überall fest – in Möbeln, Teppichen, Vorhängen, Matratzen, Böden, Fenstern, Wänden und Decken. Selbst wenn nur in einem begrenzten Bereich des Hauses geraucht wird, verteilt das Luftfiltersystem (oder die natürliche Luftbewegung) den Geruch in der gesamten Wohnung. Der Geruch ist nicht das einzige Problem. Mit dem Zigarettenrauch werden über 4000 Chemikalien freigesetzt, die alle Oberflächen gelblich-braun verfärben und einen klebrigen Rückstand hinterlassen.

Achten Sie darauf, das Haus zu lüften, indem Sie die Fenster öffnen und gegebenenfalls die Luftfilter wechseln. Alle weichen Oberflächen wie Polstermöbel, Matratzen, Kissen, Bettzeug und Teppiche müssen regelmäßig gründlich gereinigt und desodoriert werden. Wenn sie maschinenwaschbar sind, geben Sie 120 Milliliter Apfelessig und drei Tropfen ätherisches Lavendelöl in die Waschmaschine, um den Rauchgeruch zu entfernen. Alle anderen weichen Oberflächen können Sie nach der Reinigung großzügig mit einer Mischung aus 220 Gramm Backpulver und 20 Tropfen ätherischem Zitronengrasöl bestreuen. Lassen Sie dies einen Tag lang auf der Oberfläche einwirken und saugen Sie sie dann ab.

Je nachdem, wie tief der Geruch eingedrungen ist, kann eine zweite Behandlung notwendig sein. Waschen Sie Wände, Fenster und Decken mit einer Lösung aus einem Teil Essig und einem Teil Wasser ab. Fügen Sie dem Essigwasser eine beliebige Kombination ätherischer Öle hinzu, die Ihnen angenehm ist.

Für einen allgemeinen Lufterfrischer wählen Sie ätherische Öle aus Bergamotte, Grapefruit oder Salbei und geben Sie ein paar Tropfen in einen Diffusor.

Lufterfrischer

- 240 ml Wasser
- 10 Tropfen Eukalyptusöl
- 10 Tropfen Rosmarinöl

Sprühen Sie zum Erfrischen der Luft die Mischung aus dem Wasser und den ätherischen Ölen in die Luft.

Reinigung von Sportequipment

Sportbekleidung und -ausrüstung werden bei jedem Tragen mit Schweiß und Körperölen in Berührung gebracht. Dies bietet über einen kurzen Zeitraum einen idealen Nährboden für geruchsverursachende Bakterien. Diese Bakterien gedeihen und vermehren sich, wodurch die Gerüche noch stechender werden und schwer zu beseitigen sind.

Anti-Geruchs-Waschmittel für Sportkleidung

- reichlich kaltes Wasser
- 240 ml Apfelessig
- 10 Tropfen Teebaumöl
- weitere 120 ml Apfelessig
- ein paar Tropfen ätherisches Öl Ihrer Wahl

1. Füllen Sie ein Waschbecken mit kaltem Wasser und geben Sie 240 ml Apfelessig und 10 Tropfen Teebaumöl hinzu.
2. Lassen Sie die Kleidungsstücke – oder auch Sportgeräte – 30 Minuten lang darin einweichen.
3. Wenn sie waschbar sind, geben Sie sie in eine Waschmaschine und waschen Sie sie in kaltem Wasser. Fügen Sie 120 ml Apfelessig und ein paar Tropfen eines beliebigen ätherischen Öls hinzu, um die Gerüche zu entfernen und durch einen angenehmen Duft zu ersetzen.

HINWEIS

Verwenden Sie beim Waschen keinen Weichspüler. Trocknen Sie die Sachen an der Luft oder bei geringer Hitze im Wäschetrockner. Bei Ausrüstung, die nicht in der Maschine gewaschen werden kann, rollen Sie diese einfach in ein Handtuch ein, nachdem Sie sie aus dem Essigbad genommen haben, und drücken Sie die gesamte überschüssige Flüssigkeit aus. Trocknen Sie sie dann an der Luft, wenn möglich in der Sonne.

Wenn Sie keine Zeit für das Essigbad haben, aber eine schnelle Auffrischung benötigen, besprühen Sie die Geräte mit folgender Lösung.

Anti-Geruchs-Spray für Sportgeräte

- 240 ml Wasser
- 120 ml Hamamelis-Hydrolat
- 300–350 Tropfen ätherische Öle aus Neroli, Teebaum und Eukalyptus

1. Mischen Sie alle genannten Zutaten.
2. Füllen Sie die Mischung in eine Sprühflasche.
3. Sprühen Sie Ihre Sportgeräte damit ein.

HINWEIS

Dieses Spray hat eine höhere Konzentration als die für die Haut empfohlene, verwenden Sie es also nur als Gerätespray. Es neutralisiert den Geruch und tötet Bakterien und Hefepilze auf der Ausrüstung.

Teppiche

Teppiche verleihen einem Raum Wärme, fügen Farbe und Textur hinzu und bieten Kindern und Haustieren einen bequemen Bereich zum Spielen. Regelmäßiges Staubsaugen entfernt oberflächlichen Schmutz, aber mit der Zeit dringen Staub und Flecken in die Fasern des Teppichs ein, sodass eine tiefere Reinigung erforderlich ist. Waschen Sie Teppiche am besten alle 12 bis 18 Monate. In stark frequentierten Bereichen ist jedoch eine häufigere Tiefenreinigung erforderlich – alle vier bis sechs Monate. Zwischen den Tiefenreinigungen sollten Sie den Teppich mit ätherischen Ölen desodorieren, um Gerüche von Haustieren, Lebensmitteln, Rauch oder andere Gerüche zu entfernen, die im Laufe der Zeit von den Teppichfasern aufgenommen wurden.

Teppichreinigung und -duft

- 220 g Backpulver oder Borax
- 20 Tropfen ätherisches Lavendelöl

1. Mischen Sie das Backpulver oder Borax mit dem Lavendelöl in einem Glasgefäß und schütteln Sie es gut durch.
2. Streuen Sie die Mischung auf den Teppich und lassen Sie sie mehrere Stunden einwirken.
3. Saugen Sie den Teppich anschließend ab. Es kann mehrere Durchgänge erfordern, um das ganze Backpulver aus dem Teppich zu bekommen, aber der erfrischende Duft wird die Mühe wert sein.

HINWEIS
Sie können anstelle von oder zusätzlich zum Lavendelöl auch Orangen-, Limetten-, Geranien-, Pfefferminzöl oder andere angenehme duftende ätherische Öle verwenden.

Gerüche von Haustieren

Haustiere, die hauptsächlich als Arbeitstiere gehalten wurden, um Vieh zu hüten oder Mäusepopulationen in Schach zu halten, werden immer seltener. Heute wollen die Menschen ihre Haustiere im Haus haben, damit diese ihnen Gesellschaft leisten. Oft lassen sie ihnen die Freiheit, in ihren Betten zu schlafen und auf den Möbeln zu kuscheln. Tiere riechen nicht wie Menschen, und sie hinterlassen ihren auffälligen Geruch im ganzen Haus. Für den Tierbesitzer mag es nicht offensichtlich sein, aber jeder Besucher wird denken, dass er in einen Zwinger eingetreten ist. Neben dem Baden und Pflegen Ihres Haustiers sollten Sie das Haus regelmäßig staubsaugen, Bettwäsche und Decken waschen und nach Urin und anderen Körperausscheidungen Ausschau halten, die sich in einer Schrankecke oder unter der Treppe verstecken könnten. Flecken, die nicht zeitnah entfernt werden, lassen sich manchmal nur noch schwer beseitigen.

Ätherische Öle können störende Haustiergerüche vertreiben und das Zuhause reinigen und erfrischen. Für einen allgemeinen Lufterfrischer mischen Sie 240 Milliliter Wasser mit 10 Tropfen Ihrer bevorzugten ätherischen Öle in einer Sprühflasche. Schütteln Sie diese gut und sprühen die Mischung im ganzen Haus in die Luft. Wenn Urinflecken von

Haustieren ein Problem darstellen, saugen Sie den Urin zunächst mit einem Papiertuch auf. Waschen Sie die Stelle mit Natron aus und tupfen Sie sie trocken. Dann sprühen Sie die folgende Mischung direkt auf den Fleck.

Lufterfrischer gegen Tierurin-Geruch

- 120 ml Wasserstoffperoxid
- 1 TL Apfelessig
- 1 TL Backpulver
- 3 Tropfen ätherisches Zitronenöl

Bei weiterem Bedarf:

- 110 g Backpulver
- 5 Tropfen Teebaumöl

1. Mischen Sie alle Komponenten. Achtung, es wird etwas zischen!
2. Sprühen Sie die Mischung direkt auf den Fleck beziehungsweise die betroffene Stelle.
3. Lassen Sie das Spray auf dem Teppich trocknen und saugen Sie es dann ab.
4. Wenn ein Geruch zurückbleibt, besprühen Sie den Bereich mit einer Kombination aus 110 g Backpulver und 5 Tropfen ätherischem Teebaumöl.
5. Lassen Sie dies ein paar Stunden einwirken und saugen Sie dies dann ebenfalls ab.

HINWEIS

Auch Zitronengras-, Lavendel-, Rosmarin- und Wildorangenöl eignen sich gut zur Geruchsbeseitigung.

Anstrichfarbe

Nichts frischt einen Raum so auf wie ein neuer Farbanstrich. Im Haus werden am häufigsten Farben auf Wasserbasis verwendet. Diese scheinen am sichersten zu sein, obwohl sie bei Kontakt Hautreizungen hervorrufen oder beim Verschlucken zu Erbrechen führen können. Wenn auf Ölbasis hergestellte Farben eingeatmet werden, können sie Atemprobleme, Kopfschmerzen, Schwindel und Übelkeit verursachen. Wenn Sie Ihr Zuhause streichen, verwenden Sie nach Möglichkeit Farben auf Wasserbasis. Diese Farben haben weniger giftige Emissionen und geben weniger Geruch ab. Sorgen Sie immer für ausreichende Belüftung, indem Sie die Fenster offen halten und eine Maske während des Streichens tragen, die Mund und Nase bedeckt.

Trotz dieser Maßnahmen sind die Farbdämpfe immer noch wahrnehmbar. Wenn Sie vor dem Streichen 80 bis 100 Tropfen ätherische Öle auf einen Liter Farbe geben, wird der Geruch minimiert und in einigen Fällen sogar ganz beseitigt. Pfefferminze ist aufgrund seines starken Aromas und seines alles durchdringenden Geruchs eine gute Wahl. Verschiedene Räume können von unterschiedlichen ätherischen Ölen profitieren. Wenn Sie ein Schlafzimmer streichen, fügen Sie beruhigende Öle wie Lavendel oder Geranie hinzu. Frische und würzige Öle wie Zitrone oder Basilikum machen sich gut in der Küche, und Zypresse oder Zitronengras sind anregende Öle, die für gesellige Runden im Wohnzimmer geeignet sind.

Quellenverzeichnis

1 Higley, Connie; Leatham, Pat; Higley, Alan (1998): *Aromatherapy A–Z*. Carlsbad, California, Hay House

2 ebd.

3 Sturgeon, Bradley E. (2008): *Light Absorption by Various Beer Bottle Glass*, Monmouth College Department of Chemistry, Monmouth, Illinois. http://www.edenfoods.com/articles/view.php?articles_id=181

4 Higley, Connie; Leatham, Pat; Higley, Alan (1998): *Aromatherapy A–Z*. Carlsbad, California, Hay House

5 Die Verordnung ist online nachzulesen unter https:// eur-lex.europa.eu/legal-content/DE/TXT/?uri=CELEX:32008R1272; abgerufen am 16.05.2021

6 Price, Shirley; Price, Len (2007): *Aromatherapy for Health Professionals*, 3. Auflage. Philadelphia, Churchill Livingstone

7 Asgarshirazi, Masoumeh; Shariat, Mamak; Dalili, Hosein (2015): *Comparison of the Effects of pH-Dependent Peppermint Oil and Synbiotic Lactol (Bacillus coagulans + Fructooligosaccharides) on Childhood Functional Abdominal Pain: A Randomized Placebo-Controlled Study*. Iran Red Crescent Medical Journal 17 (4): e23844

8 Wu K. L; Rayner, C. K.; Chuah, S. K.; Changchien, C. S.; Lu, S. N.; Chiu, Y. C.; Chiu, K. W.; Lee, C. M. (2008): *Effects of Ginger on Gastric Emptying and Motility in Healthy Humans*. European Journal of Gastroenterology and Hepatology 20 (5), S. 436–440

9 Tate, S. (1997): *Peppermint Oil: A Treatment for Postoperative Nausea*. Journal of Advanced Nursing 26 (3), S. 543–549

10 Kim, M. A.; Sakong, J. K.; Kim, E. J.; Kim, E. H.; Kim, E. H. (2005): *Effect of Aromatherapy Massage for the Relief of Constipation in the Elderly*. Taehan Kanho Hakhoe Chi 35 (1), S. 56–64

11 Cash, Brooks D.; Epstein, Michael S.; Shah, Syed M. (2016): *A Novel Delivery System of Peppermint Oil is an Effective Therapy for Irritable Bowel Syndrome Symptoms*. Digestive Diseases and Sciences 61, S. 560–571

12 Caldas, Rocha Freire Germana; Rodrigo da Silva Oliveira, Alisson; Valença Araújo, Alice; Alves Quixabeira, Dafne Carolina; da Costa Silva-Neto, Jacinto; Costa-Silva, João Henrique; Alencar de Menezes, Irwin Rose; Ferreira, Fabiano; Lima Leite, Ana Cristina; Martins da Costa, José Galberto; Wanderley, Almir Gonçalves (2014): *Gastroprotective and Ulcer Healing Effects of Essential Oil of Hyptis martiusii Benth. (Lamiaceae)*. PLOS One 9 (1), e84400

13 Guesmi, Fatma; Ben Ali, Manel; Barkaoui, Taha; Tahri, Wiem; Mejri, Mondher; Ben-Attia, Mossadok; Bellamine, Houda; Landoulsi, Ahmed (2014): *Effects of Thymus hirtus sp. algeriensis Boiss. et Reut. (Lamiaceae) Essential Oil on Healing Gastric Ulcers According to Sex*. Lipids in Health and Disease 13, S. 138

14 Imai, H.; Osawa, K.; Yasuda, H.; Hamashima, H.; Arai, T.; Sasatsu, M. (2001): *Inhibition by the Essential Oils of Peppermint and Spearmint of the Growth of Pathogenic Bacteria.* Microbios 106 (Suppl. 1), S. 31–39

15 Batubara, Irmanida; Suparto, Irma H.; Sa'diah, Siti; Matsuoka, Ryunosuke; Mitsunaga, Tohru (2015): *Effects of Inhaled Citronella Oil and Related Compounds on Rat Body Weight and Brown Adipose Tissue Sympathetic Nerve.* Nutrients 7 (3), S. 1859–1870

16 Hursel, R.; Westerterp-Plantenga, M. S. (2010): *Thermogenic Ingredients and Body Weight Regulation.* International Journal of Obesity 34 (4), S. 659–669

17 Kumar, Suresh; Vasudeva, Neeru; Sharma, Sunil (2012): *GC-MS Analysis and Screening of Antidiabetic, Antioxidant and Hypolipidemic Potential of Cinnamomum tamala Oil in Streptozotocin Induced Diabetes mellitus in Rats.* Cardiovascular Diabetology 11, S. 95

18 Boukhris, Maher; Bouaziz, Mohamed; Feki, Ines; Jemai, Hedya; El Feki, Abdelfattah; Sayadi, Sami (2012): *Hypoglycemic and Antioxidant Effects of Leaf Essential Oil of Pelargonium graveolens L'Hér. in Alloxan Induced Diabetic Rats.* Lipids in Health and Disease 11, S. 81

19 Singh, Surender; Majumdar, D. K. (1995): *Anti-Inflammatory and Anti-Pyretic Activities of ocimum sanctum Fixed Oil.* International Journal of Pharmacognosy 33 (4), S. 288–292

20 Feng, J.; Lipton, J. M. (1987): *Eugenol: Antipyretic Activity in Rabbits.* Neuropharmacology 26 (12), S. 1775–1778

21 Komori, T.; Fujiwara, R.; Tanida, M.; Nomura, J.; Yokoyama, M. M. (1995): *Effects of Citrus Fragrance on Immune Function and Depressive States.* Neuroimmunomodulation 2 (3), S. 174–180

22 Baratta, M. Tiziana; Damien Dorman, H. J.; Deans, Stanley G.; Biondi, Daniela M.; Ruberto, Giuseppe (1998): *Chemical Composition, Antimicrobial and Antioxidative Activity of Laurel, Sage, Rosemary, Oregano and Coriander Essential Oils.* Journal of Essential Oil Research 10 (6), S. 618–627

23 Kumar, Suresh; Vasudeva, Neeru; Sharma, Sunil (2012): *GC-MS Analysis and Screening of Antidiabetic, Antioxidant and Hypolipidemic Potential of Cinnamomum tamala Oil in Streptozotocin Induced Diabetes mellitus in Rats.* Cardiovascular Diabetology 11, S. 95

24 Boukhris, Maher; Bouaziz, Mohamed; Feki, Ines; Jemai, Hedya; El Feki, Abdelfattah; Sayadi, Sami (2012): *Hypoglycemic and Antioxidant Effects of Leaf Essential Oil of Pelargonium graveolens L'Hér. in Alloxan Induced Diabetic Rats.* Lipids in Health and Disease 11, S. 81

25 Kim, H. M.; Cho. S. H. (1999): *Lavender Oil Inhibits Immediate-Type Allergic Reaction in Mice and Rats.* Journal of Pharmacy and Pharmacology 51 (2), S. 221–226

26 Wu, Shuhua; Patel, Krupa B.; Booth, Leland J.; Metcalf, Jordan P.; Lin, Hsueh-Kung; Wu, Wenxin (2010): *Protective Essential Oil Attenuates Influenza Virus Infection: An In Vitro Study in MDCK Cells.* BMC Complementary and Alternative Medicine 10, S. 69

27 Minami, M.; Kita, M.; Nakaya, T.; Yamamoto, T.; Kuriyama, H.; Imanishi, J. (2003): *The Inhibitory Effect of Essential Oils on Herpes Simplex Virus Type-1 Replication In Vitro.* Microbiology and Immunology 47 (9), S. 681–684

28 Dorman, H. J.; Deans, S. G. (2000): *Antimicrobial Agents from Plants: Antibacterial Activity of Plant Volatile Oils.* Journal of Applied Microbiology 88 (2), S. 308–316

29 Scandorieiro, Sara; de Camargo, Larissa C.; Lancheros, Cesar A.; Yamada-Ogatta, Sueli F.; Nakamura, Celso V.; de Oliveira, Admilton G.; Andrade, Célia G.; Duran, Nelson; Nakazato, Gerson; Kobayashi, Renata K. (2016): *Synergistic and Additive Effect of Oregano Essential Oil and Biological Silver Nanoparticles Against Multidrug-Resistant Bacterial Strains.* Frontiers in Microbiology 7, S. 760

30 Aridoğan, B. C., Baydar, H.; Kaya, S.; Demirci, M.; Ozbaşar, D.; Mumcu, E. (2002): *Antimicrobial Activity and Chemical Composition of Some Essential Oils.* Archives of Pharmacal Research 25 (6), S. 860–864

31 Carson, C. F.; Cookson, B. D.; Farrelly, H. D.; Riley, T. V. (1995): *Susceptibility of Methicillin-Resistant Staphylococcus aureus to the Essential Oil of Melaleuca Alternifolia.* Journal of Antimicrobial Chemotherapy 35 (3), S. 421–424

32 Dryden, M. S.; Dailly, S.; Crouch, M. (2004): *A Randomized, Controlled Trial of Tea Tree Topical Preparations Versus a Standard Topical Regimen for the Clearance of MRSA Colonization.* Journal of Hospital Infection 56 (4), S. 283–286

33 Edwards-Jones, V.; Buck, R.; Shawcross, S. G.; Dawson, M. M.; Dunn, K. (2004): *The Effect of Essential Oils on Methicillin-Resistant Staphylococcus aureus Using a Dressing Model.* Burns 30 (8), S. 772–777

34 Nelson, R. R. S. (1997): *In-Vitro Activities of Five Plant Essential Oils Against Methicillin-Resistant Staphylococcus aureus and Vancomycin-Resistant Enterococcus faecium.* Journal of Antimicrobial Chemotherapy 40 (2), S. 305–306

35 Aridoğan, B. C., Baydar, H.; Kaya, S.; Demirci, M.; Ozbaşar, D.; Mumcu, E. (2002): *Antimicrobial Activity and Chemical Composition of Some Essential Oils.* Archives of Pharmacal Research 25 (6), S. 860–864

36 De Oliveira, T. L.; das Graças Cardoso, M.; do Araújo Soares, R.; Ramos, E. M.; Piccoli, R. H.; Tebaldi V. M. (2013): *Inhibitory Activity of Syzygium aromaticum and Cymbopogon citratus (DC.) Stapf. Essential Oils Against Listeria monocytogenes Inoculated in Bovine Ground Meat.* Brazilian Journal of Microbiology 44 (2), S. 357–365

37 Barker, Stephen C.; Altman, Phillip M. (2010): *A Randomised, Assessor Blind, Parallel Group Comparative Efficacy Trial of Three Products for the Treatment of Head Lice in Children — Melaleuca Oil and Lavender Oil, Pyrethrins and Piperonyl Butoxide, and a ›Suffocation‹ Product.* BMC Dermatology 10, S. 6

38 ebd.

39 Thomas, Jackson; Carson, Christine F.; Peterson, Greg M.; Walton, Shelley F.; Hammer, Kate A.; Naunton, Mark; Davey, Rachel C.; Spelman, Tim; Dettwiller, Pascale; Kyle, Greg; Cooper, Gabrielle M.; Baby, Kavya E. (2016): *Therapeutic Potential of Tea Tree Oil for Scabies.* The American Journal of Tropical Medicine and Hygiene 94 (2), S. 258–266

40 Gebrehiwot, Michael; Asres, Kaleab; Bisrat, Daniel; Mazumder, Avijit; Lindemann, Peter; Bucar, Franz (2015): *Evaluation of the Wound Healing Property of Commiphora guidottii Chiov. ex. Guid.* BMC Complementary and Alternative Medicine 15, S. 282

41 ebd.

42 Warnke, P. H.; Sherry, E.; Russo, P. A.; Açil, Y.; Wiltfang, J.; Sivananthan, S.; Sprengel, M.; Roldàn, J. C.; Schubert, S.; Bredee, J. P.; Springer I. N. (2006): *Antibacterial Essential Oils in Malodorous Cancer Patients: Clinical Observations in 30 Patients.* Phytomedicine 13 (7), S. 463–467

43 Pinheiro, Mariana Martins; Miltojević, Ana B.; Radulović, Niko S.; Abdul-Wahab, Ikarastika Rahayu; Boylan, Fabio; Dias Fernandes, Patrícia (2015): *Anti-Inflammatory Activity of Choisyaternata Kunth Essential Oil, Ternanthranin, and its Two Synthetic Analogs (methyl and propyl N-methylanthranilates).* PLOS One 10 (3), Artikelnummer: 0121063

44 Shalaby, Mostafa Abbas; Hammouda, Ashraf Abd-Elkhalik (2014): *Analgesic, Anti-Inflammatory and Anti-Hyperlipidemic Activities of Commiphora molmol extract (Myrrh).* Journal of Intercultural Ethnopharmacology 3 (2), S. 56–62

45 Komeh-Nkrumah, Steva A.; Nanjundaiah, Siddaraju M.; Rajaiah, Rajesh; Yu, Hua; Moudgil, Kamal D. (2012): *Topical Dermal Application of Essential Oils Attenuates the Severity of Adjuvant Arthritis in Lewis Rats.* Phytotherapy Research 26 (1), S. 54–59

46 Göbel, H.; Fresenius, J.; Heinze, A.; Dworschak, M.; Soyka, D. (1996): *Effectiveness of Oleum menthae piperitae and Paracetamol in Therapy of Headache of the Tension Type.* Der Nervenarzt 67 (8), S. 672–681

47 Sasannejad, P.; Saeedi, M.; Shoeibi, A.; Gorji, A.; Abbasi, M.; Foroughipour, M. (2012): *Lavender Essential Oil in the Treatment of Migraine Headache: A Placebo-Controlled Clinical Trial.* European Neurology 67 (5), S. 288–291

48 Ro, Y. J.; Ha, H. C.; Kim, C. G.; Yeom, H. A. (2002): *The Effects of Aromatherapy on Pruritus in Patients Undergoing Hemodialysis.* Dermatology Nursing 14 (4), S. 231–234, 237–238, 256

49 Queiroz, João Carlos; Antoniolli, Ângelo R.; Quintans-Júnior, Lucindo J.; Brito, Renan G.; Barreto, Rosana S. S.; Costa, Emmanoel V.; da Silva, Thanany B.; Nascimento Prata, Ana Paula; de Lucca Júnior, Waldecy; Almeida, Jackson R.; Lima, Julianeli T.; Quintans, Jullyana (2014): *Evaluation of the Anti-Inflammatory and Antinociceptive Effects of the Essential Oil from Leaves of Xylopia laevigata in Experimental Models.* Scientific World Journal 2014, Artikelnummer: 816450

50 Nascimento, Simone S.; Araújo, Adriano A.; Brito, Renan G.; Serafini, Mairim R.; Menezes, Paula P.; DeSantana, Josimari M.; de Lucca Júnior, Waldecy; Alves, Pericles B.; Blank, Arie F.; Oliveira, Rita C.; Oliveira, Aldeidia P.; Albuquerque-Júnior, Ricardo L.; Almeida, Jackson R.; Quintans-Júnior, Lucindo J. (2014): *Cyclodextrin-Complexed Ocimum basilicum Leaves Essential Oil Increases Fos Protein Expression in the Central Nervous System and Produces an Antihyperalgesic Effect in Animal Models for Fibromyalgia.* International Journal of Molecular Sciences 16 (1), S. 547–563

51 Aloisi, A. M.; Ceccarelli, I.; Masi, F.; Scaramuzzino, A. (2002): *Effects of the Essential Oil from Citrus Lemon in Male and Female Rats Exposed to a Persistent Painful Stimulation.* Behavioral Brain Research 136 (1), S. 127–135

52 Davies, S. J.; Harding, L. M.; Baranowski, A. P. (2002): *A Novel Treatment of Postherpetic Neuralgia Using Peppermint Oil.* Clinical Journal of Pain 18 (3), S. 200–202

53 Li, L. (2010): *The Effect of Neuragen PN on Neuropathic Pain: A Randomized, Double Blind, Placebo Controlled Clinical Trial.* BMC Complementary and Alternative Medicine 10, S. 22

54 Ahmad, Shafeeque; Beg, Zafarul H. (2013): *Elucidation of Mechanisms of Actions of Thymoquinone-Enriched Methanolic and Volatile Oil Extracts from Nigella sativa Against Cardiovascular Risk Parameters in Experimental Hyperlipidemia.* Lipids in Health and Disease 12, S. 86

55 Shalaby, Mostafa Abbas; Hammouda, Ashraf Abd-Elkhalik (2014): *Analgesic, Anti-Inflammatory and Anti-Hyperlipidemic Activities of Commiphora Molmol Extract (Myrrh).* Journal of Intercultural Ethnopharmacology 3 (2), S. 56–62

56 Cha, J. H.; Lee, S. H.; Yoo, Y. S. (2010): *Effects of Aromatherapy on Changes in the Autonomic Nervous System, Aortic Pulse Wave Velocity and Aortic Augmentation Index in Patients with Essential Hypertension.* Journal of Korean Academy of Nursing 40 (5), S. 705–713

57 Hwang, J. H. (2006): *The Effects of the Inhalation Method Using Essential Oils on Blood Pressure and Stress Responses of Clients with Essential Hypertension.* Taehan Kanho Hakhoe Chi 36 (7), S. 1123–1134

58 Queiroz, João Carlos; Antoniolli, Ângelo R.; Quintans-Júnior, Lucindo J.; Brito, Renan G.; Barreto, Rosana S. S.; Costa, Emmanoel V.; da Silva, Thanany B.; Nascimento Prata, Ana Paula; de Lucca Júnior, Waldecy; Almeida, Jackson R.; Lima, Julianeli T.; Quintans, Jullyana (2014): *Evaluation of the Anti-Inflammatory and Antinociceptive Effects of the Essential Oil from Leaves of Xylopia laevigata in Experimental Models.* Scientific World Journal 2014, S. 816450

59 Pinheiro, Mariana Martins; Miltojević, Ana B.; Radulović, Niko S.; Abdul-Wahab, Ikarastika Rahayu; Boylan, Fabio; Dias Fernandes, Patrícia (2015): *Anti-Inflammatory Activity of Choisyaternata Kunth Essential Oil, Ternanthranin, and its Two Synthetic Analogs (methyl and propyl N-methylanthranilates).* PLOS One 10 (3), e0121063

60 Shalaby, Mostafa Abbas; Hammouda, Ashraf Abd-Elkhalik (2014): *Analgesic, Anti-Inflammatory and Anti-Hyperlipidemic Activities of Commiphora molmol extract (Myrrh).* Journal of Intercultural Ethnopharmacology 3 (2), S. 56–62

61 Komeh-Nkrumah, Steva A.; Nanjundaiah, Siddaraju M.; Rajaiah, Rajesh; Yu, Hua; Moudgil, Kamal D. (2012): *Topical Dermal Application of Essential Oils Attenuates the Severity of Adjuvant Arthritis in Lewis Rats.* Phytotherapy Research 26 (1), S. 54–59

62 Nascimento, Simone S.; Araújo, Adriano A.; Brito, Renan G.; Serafini, Mairim R.; Menezes, Paula P.; DeSantana, Josimari M.; de Lucca Júnior, Waldecy; Alves, Pericles B.; Blank, Arie F.; Oliveira, Rita C.; Oliveira, Aldeidia P.; Albuquerque-Júnior, Ricardo L.; Almeida, Jackson R.; Quintans-Júnior, Lucindo J. (2014): *Cyclodextrin-Complexed Ocimum basilicum Leaves Essential Oil Increases Fos Protein Expression in the Central Nervous System and Produces an Antihyperalgesic Effect in Animal Models for Fibromyalgia.* International Journal of Molecular Sciences 16 (1), S. 547–563

63 Aloisi, A. M.; Ceccarelli, I.; Masi, F.; Scaramuzzino, A. (2002): *Effects of the Essential Oil From Citrus Lemon in Male and Female Rats Exposed to a Persistent Painful Stimulation.* Behavioral Brain Research 136 (1), S. 127–135

64 Pimentel, Suzana Peres; Barrella, Guilherme Emerson; Corrêa Casarin, Renato; Cirano, Fabiano Ribeiro; Zaffalon Casati, Márcio; Foglio, Mary Ann; Figueira, Glyn Mara; Vieira Ribeiro, Fernanda (2012): *Protective Effect of Topical Cordia Verbenacea in a Rat Periodontitis Model: Immune-Inflammatory, Antibacterial and Morphometric Assays.* BMC Complementary and Alternative Medicine 12, S. 224

65 Shapiro, S.; Meier, A.; Guggenheim, B. (1994): *The Antimicrobial Activity of Essential Oils and Essential Oil Components Towards Oral Bacteria.* Oral Microbiology and Immunology 9, S. 202–208

66 Rodrigues, Ítalo Sarto Carvalho; Tavares, Vinícius Nascimento; da Silva Pereira, Sérgio Luís; da Costa, Flávio Nogueira (2009): *Antiplaque and Anti-Gingivitis Effect of Lippia sidoides: A Double-Blind Clinical Study in Humans.* Journal of Applied Oral Science 17 (5), S. 404–407

67 Arthritis Foundation Website, https://www.arthritis.org

68 Deutsche Rheuma-Liga: Rheumatoide Arthritis, abgerufen am 11.05.2021 unter www.rheuma-liga.de/rheuma/krankheitsbilder/rheumatoide-arthritis; o. A.: *Arthrose: Selbsthilfe bei Gelenkschmerzen*, abgerufen am 11.05.2021 unter www.ndr.de/ratgeber/gesundheit/Arthrose-erkennen-und-behandeln,arthrose148.html; Fuchs, Judith; Franziska, Prütz: *Prävalenz von Gelenkschmerzen in Deutschland.* Journal of Health Mentoring 2017 2 (3), doi 10.17886/RKI-GBE-2017-056, abgerufen am 11.05.2021 unter www.rki.de/DE/Content/Gesundheitsmonitoring/Gesundheitsberichterstattung/GBEDownloadsJ/FactSheets/JoHM_03_2017_Praevalenz_Gelenkschmerzen.pdf?__blob=publicationFile.

69 Wruck, C. J.; Fragoulis, A.; Gurzynski, A.; Brandenburg, L. O.; Kan, Y. W.; Chan, K.; Hassenpflug, J.; Freitag-Wolf, S.; Varoga, D.; Lippross, S.; Pufe, T. (2011): *Role of Oxidative Stress in Rheumatoid Arthritis: Insights From the Nrf2-Knockout Mice.* Annals of the Rheumatic Diseases 70 (5), S. 844–850

70 Komeh-Nkrumah, Steva A.; Nanjundaiah, Siddaraju M.; Rajaiah, Rajesh; Yu, Hua; Moudgil, Kamal D. (2012): *Topical Dermal Application of Essential Oils Attenuates the Severity of Adjuvant Arthritis in Lewis Rats.* Phytotherapy Research 26 (1), S. 54–59

71 Suresh, P.; Ingle, V. K.; Vijayalakshmi, V. (1992): *Antibacterial Activity of Eugenol in Comparison with Other Antibiotics.* Journal of Food Science and Technology 29, S. 256–257

72 Ou, M. C.; Hsu, T. F.; Lai, A. C.; Lin, Y. T.; Lin, C. C. (2012): *Pain Relief Assessment by Aromatic Essential Oil Massage on Outpatients with Primary Dysmenorrhea: A Randomized, Double-Blind Clinical Trial.* Journal of Obstetrics and Gynaecology Research 38 (5), S. 817–822

73 Han, S. H.; Hur, M. H.; Buckle, J.; Choi, J.; Lee, M. S. (2006): *Effect of Aromatherapy on Symptoms of Dysmenorrhea in College Students: A Randomized Placebo-Controlled Clinical Trial.* Journal of Alternative and Complementary Medicine 12 (6), S. 535–541

74 Dale, A.; Cornwell, S. (1994*): The Role of Lavender Oil in Relieving Perineal Discomfort Following Childbirth: A Blind Randomized Clinical Trial.* Journal of Advanced Nursing 19 (1), S. 89–96

75 Keshavarz Afshar, M.; Behboodi Moghadam, Z.; Taghizadeh, Z.; Bekhradi, R.; Montazeri, A.; Mokhtari, P. (2015): *Lavender Fragrance Essential Oil and the Quality of Sleep in Postpartum Women.* Iran Red Crescent Medical Journal 17 (4), S. 25880

76 Diego, M. A.; Jones, N. A.; Field, T.; Hernandez-Reif, M.; Schanberg, S.; Kuhn, C.; McAdam, V.; Galamaga, R.; Galamaga, M. (1998): *Aromatherapy Positively Affects Mood, EEG Patterns of Alertness and Math Computations.* The International Journal of Neuroscience 96 (3–4), S. 217–224

77 Ali, Babar; Ali Al-Wabel, Naser; Shams, Saiba; Ahamad, Aftab; Alam Khan, Shah; Anwar, Firoz (2015): *Essential Oils Used in Aromatherapy: A Systemic Review.* Asian Pacific Journal of Tropical Biomedicine 5 (8), S. 601–611

78 Diego, M. A.; Jones, N. A.; Field, T.; Hernandez-Reif, M.; Schanberg, S.; Kuhn, C.; McAdam, V.; Galamaga, R.; Galamaga, M. (1998): *Aromatherapy Positively*

Affects Mood, EEG Patterns of Alertness and Math Computations. The International Journal of Neuroscience 96 (3–4), S. 217–224

79 Ali, Babar; Ali Al-Wabel, Naser; Shams, Saiba; Ahamad, Aftab; Alam Khan, Shah; Anwar, Firoz (2015): *Essential Oils Used in Aromatherapy: A Systemic Review.* Asian Pacific Journal of Tropical Biomedicine 5 (8), S. 601–611

80 Diego, M. A.; Jones, N. A.; Field, T.; Hernandez-Reif, M.; Schanberg, S.; Kuhn, C.; McAdam, V.; Galamaga, R.; Galamaga, M. (1998): *Aromatherapy Positively Affects Mood, EEG Patterns of Alertness and Math Computations.* The International Journal of Neuroscience 96 (3–4), S. 217–224

81 Meamarbashi, Abbas; Rajabi, Ali (2013): *The Effects of Peppermint on Exercise Performance.* Journal of the International Society of Sports Nutrition 10, S. 15

82 Rose, J. E.; Behm, F. M. (1994): *Inhalation of Vapor From Black Pepper Extract Reduces Smoking Withdrawal Symptoms.* Drug and Alcohol Dependence 34 (3), S. 225–229

83 Mossa, Abdel-Tawab H.; Refaie, Amel A.; Ramadan, Amal; Bouajila, Jalloul (2013): *Amelioration of Prallethrin-Induced Oxidative Stress and Hepatotoxicity in Rat by the Administration of Origanum majorana Essential Oil.* BioMed Research International 2013, S. 859085

84 Pattnaik, S.; Subramanyam, V. R.; Kole, C. (1996): *Antibacterial and Anti-Fungal Activity of Ten Essential Oils In Vitro.* Microbios 86 (349), S. 237–246

85 D'Auria, F. D.; Tecca, M.; Strippoli, V.; Salvatore, G.; Battinelli, L.; Mazzanti, G.: (2005): *Antifungal Activity of Lavandula angustifolia Essential Oil Against Candida albicans Yeast and Mycelial Form.* Medical Mycology 43 (5), S. 391–396

86 Boonchild, C.; Flegel, T. W.: (1982): *In Vitro Antifungal Activity of Eugenol and Vanillin Against Candida albicans and Cryptococcus neoformans.* Canadian Journal of Microbiology 28 (11), S. 1235–1241

87 D'Auria, F. D.; Tecca, M.; Strippoli, V.; Salvatore, G.; Battinelli, L.; Mazzanti, G.: (2005): *Antifungal Activity of Lavandula angustifolia Essential Oil Against Candida albicans Yeast and Mycelial Form.* Medical Mycology 43 (5), S. 391–396

88 Labib, Gihan S.; Aldawsari, Hibah (2015*): Innovation of natural Essential Oil-Loaded Orabase for Local Treatment of Oral Candidiasis.* Drug Design, Development and Therapy 9, S. 3349–3359

89 Nenoff, P.; Haustein, U. F.; Brandt, W. (1996): *Antifungal Activity of the Essential Oil of Melaleuca alternifolia (Tea Tree Oil) Against Pathogenic Fungi In Vitro.* Skin Pharmacology 9 (6), S. 388–394

90 ebd.

91 Pietrella, Donatella; Angiolella, Letizia; Vavala, Elisabetta; Rachini, Anna; Mondello, Francesca; Ragno, Rino; Bistoni, Francesco; Vecchiarelli, Anna (2011): *Beneficial Effect of Mentha suaveolens Essential Oil in the Treatment of Vaginal Candidiasis Assessed by Real-Time Monitoring of Infection.* BMC Complementary and Alternative Medicine 11, S. 18

92 D'Auria, F. D.; Tecca, M.; Strippoli, V.; Salvatore, G.; Battinelli, L.; Mazzanti, G.: (2005): *Antifungal Activity of Lavandula angustifolia Essential Oil Against Candida albicans Yeast and Mycelial Form.* Medical Mycology 43 (5), S. 391–396

93 De Campos Rasteiro, Vanessa Maria; Borges Pereira da Costa, Anna Carolina; Fernandes Araújo, Cássia; Pimentel de Barros, Patrícia; Rossoni, Rodnei Dennis; Anbinder, Ana Lia; Cardoso Jorge, Antonio Olavo; Campos Junquei-

ra, Juliana (2014): *Essential Oil of Melaleuca Alternifolia For the Treatment of Oral Candidiasis Induced in an Immunosuppressed Mouse Model.* BMC Complementary and Alternative Medicine 14, S. 489

94 Karimzadeh, Fariba; Hosseini, Mahmoud; Mangeng, Diana; Alavi, Hassan; Hassanzadeh, Gholam Reza; Bayat, Mohamad; Jafarian, Maryam; Kazemi, Hadi; Gorji, Ali (2012): *Anticonvulsant and Neuroprotective Effects of Pimpinella anisum in Rat Brain.* BMC Complementary and Alternative Medicine 12, S. 76

95 Holmes, C.; Hopkins, V.; Hensford, C.; MacLaughlin, V.; Wilkinson, D.; Rosenvinge, H. (2002): *Lavender Oil as a Treatment for Agitated Behaviour in Severe Dementia: A Placebo Controlled Study.* International Journal of Geriatric Psychiatry 17 (4), S. 305–308

96 Ballard, C. G.; O'Brien, J. T.; Reichelt, K.; Perry, E. K. (2002): *Aromatherapy as a Safe and Effective Treatment for the Management of Agitation in Severe Dementia: The Results of a Double-Blind, Placebo-Controlled Trial with Melissa.* Journal of Clinical Psychiatry 63 (7), S. 553–558

97 Ni, Xiao; Suhail, Mahmoud M.; Yang, Qing; Cao, Amy; Fung, Kar-Ming; Postier, Russell G.; Woolley, Cole; Young, Gary; Zhang, Jingzhe; Lin, Hsueh-Kung (2012): *Frankincense Essential Oil Prepared from Hydrodistillation of Boswellia sacra Gum Resins Induces Human Pancreatic Cancer Cell Death in Cultures and in a Xenograft Murine Model.* BMC Complementary and Alternative Medicine 12, S. 253

98 Frank, Mark Barton; Yang, Qing; Osban, Jeanette; Azzarello, Joseph T.; Saban, Marcia R.; Saban, Ricardo; Ashley, Richard A.; Welter, Jan C.; Fung, Kar-Ming; Lin, Hsueh-Kung (2009): *Frankincense Oil Derived from Boswellia carteri Induces Tumor Cell Specific Cytotoxicity.* BMC Complementary and Alternative Medicine 9, S. 6

99 Kohara, H., Miyauchi, T.; Suehiro, Y.; Ueoka, H.; Takeyama, H.; Morita, T.: (2004). *Combined Modality Treatment of Aromatherapy, Footsoak, and Reflexology Relieves Fatigue in Patients with Cancer.* Journal of Palliative Medicine 7 (6), S. 791–796

100 Costa, Celso A. R. A.; Cury, Thaís C.; Cassettari, Bruna O.; Takahira, Regina K.; Flório, Jorge C.; Costa, Mirtes (2013): *Citrus aurantium L. Essential Oil Exhibits Anxiolytic-Like Activity Mediated by 5-HT1A-Receptors and Reduces Cholesterol After Repeated Oral Treatment.* BMC Complementary and Alternative Medicine 13, S. 42

101 Itai, T.; Amayasu, H.; Kuribayashi, M.; Kawamura, N.; Okada, M.; Momose, A.; Tateyama, T.; Narumi, K.; Uematsu, W.; Kaneko, S. (2000): *Psychological Effects of Aromatherapy on Chronic Hemodialysis Patients.* Psychiatry and Clinical Neurosciences 54 (4), S. 393–397

102 Diego, M. A.; Jones, N. A.; Field, T.; Hernandez-Reif, M.; Schanberg, S.; Kuhn, C.; McAdam, V.; Galamaga, R.; Galamaga, M. (1998): *Aromatherapy Positively Affects Mood, EEG Patterns of Alertness and Math Computations.* The International Journal of Neuroscience 96 (3–4), S. 217–224

103 Wilkinson, S.; Aldridge, J.; Salmon, I.; Cain, E.; Wilson, B. (1999): *An Evaluation of Aromatherapy Massage in Palliative Care.* Palliative Medicine 13 (5), S. 409–417

104 Komori, T.; Fujiwara, R.; Tanida, M.; Nomura, J.; Yokoyama, M. M. (1995): *Effects of Citrus Fragrance on Immune Function and Depressive States.* Neuroimmunomodulation 2 (3). S. 174–180

105 Itai, T.; Amayasu, H.; Kuribayashi, M.; Kawamura, N.; Okada, M.; Momose, A.; Tateyama, T.; Narumi, K.; Uematsu, W.; Kaneko, S. (2000): *Psychological Effects of Aromatherapy on Chronic Hemodialysis Patients.* Psychiatry and Clinical Neurosciences 54 (4), S. 393–397

106 Diego, M. A.; Jones, N. A.; Field, T.; Hernandez-Reif, M.; Schanberg, S.; Kuhn, C.; McAdam, V.; Galamaga, R.; Galamaga, M. (1998): *Aromatherapy Positively Affects Mood, EEG Patterns of Alertness and Math Computations.* The International Journal of Neuroscience 96 (3–4), S. 217–224

107 Grady, Cheryl L.; Springer, Mellanie V.; Hongwanishkul, Donaya; McIntosh, Anthony R.; Winocur, Gordon (2006): *Age-Related Changes in Brain Activity Across the Adult Lifespan.* Journal of Cognitive Neuroscience 18 (2), S. 227–241

108 Matsumoto, Tamaki; Asakura, Hiroyuki; Hayashi, Tatsuya (2014): *Effects of Olfactory Stimulation From the Fragrance of the Japanese Citrus Fruit Yuzu (Citrus junos Sieb. ex Tanaka) on Mood States and Salivary Chromogranin A as an Endocrinologic Stress Marker.* Journal of Alternative and Complementary Medicine 20 (6), S. 500–506

109 Motomura, N.; Sakurai, A.; Yotsuya, Y. (2001): *Reduction of Mental Stress with Lavender Odorant.* Perceptual and Motor Skills 93 (3), S. 713–718

110 Mesfin, Miraf; Asres, Kaleab; Shibeshi, Workineh (2014): *Evaluation of Anxiolytic Activity of the Essential Oil of the Aerial Part of Foeniculum vulgare Miller in Mice.* BMC Complementary and Alternative Medicine 14, S. 310

111 Higley, Connie; Leatham, Pat; Higley, Alan (1998): *Aromatherapy A–Z.* Carlsbad, California, Hay House.

112 ebd.

113 Fu, Y.; Zu, Y.; Chen, L.; Efferth, T.; Liang, H.; Liu, Z.; Liu, W. (2007): *Investigation of Antibacterial Activity of Rosemary Essential Oil Against Propionibacterium acnes With Atomic Force Microscopy.* Planta Medica 73 (12), S. 1275–1280

114 Kaur, Chanchal Deep; Saraf, Swarnlata. 2010. »In vitro sun protection factor determination of herbal oils used in cosmetics.« Pharmacognosy Research 2 (1): 22–25

115 ebd.

116 Zhang, Hong; Ran, Xia; Hu, Chang-Ling; Qin, Lu-Ping; Lu, Ying; Peng, Cheng (2012): *Therapeutic Effects of Liposome-Enveloped Ligusticum Chuanxiong Essential Oil on Hypertrophic Scars in the Rabbit Ear Model.* PLOS One 7 (2), e31157

117 Hay, I. C.; Jamieson, M.; Ormerod, A. D. (1998): *Randomized Trial of Aromatherapy: Successful Treatment for Alopecia Areata.* Archives of Dermatology 134 (11), S. 1349–1352

118 Lee, Boo Hyeong; Lee, Jae Soon; Kim, Young Chul (2016*): Hair Growth-Promoting Effects of Lavender Oil in C57BL/6 Mice.* Toxicological Research 32 (2), S. 103–108

119 Satchell, A. C.; Saurajen, A.; Bell, C.; Barnetson, R. S. (2002): *Treatment of Dandruff with 5% Tea Tree Oil Shampoo.* Journal of the American Academy of Dermatology 47 (6), S. 852–855

120 Nenoff, P.; Haustein, U. F.; Brandt, W. (1996): *Antifungal Activity of the Essential Oil of Melaleuca Alternifolia (Tea Tree Oil) Against Pathogenic Fungi In Vitro.* Skin Pharmacology 9 (6), S. 388–394

121 Pimentel, Suzana Peres; Barrella, Guilherme Emerson; Corrêa Casarin, Renato; Cirano, Fabiano Ribeiro; Zaffalon Casati, Márcìo; Foglio, Mary Ann; Figu-

eira, Glyn Mara; Vieira Ribeiro, Fernanda (2012): *Protective Effect of Topical Cordia verbenacea in a Rat Periodontitis Model: Immune-Inflammatory, Antibacterial and Morphometric Assays.* BMC Complementary and Alternative Medicine 12, S. 224

122 D'Auria, F. D.; Tecca, M.; Strippoli, V.; Salvatore, G.; Battinelli, L.; Mazzanti, G.: (2005): *Antifungal Activity of Lavandula Angustifolia Essential Oil Against Candida albicans Yeast and Mycelial Form.* Medical Mycology 43 (5), S. 391–396

123 Labib, Gihan S.; Aldawsari, Hibah (2015*): Innovation of Natural Essential Oil-Loaded Orabase for Local Treatment of Oral Candidiasis.* Drug Design, Development and Therapy 9, S. 3349–3359

124 D'Auria, F. D.; Tecca, M.; Strippoli, V.; Salvatore, G.; Battinelli, L.; Mazzanti, G.: (2005): *Antifungal Activity of Lavandula angustifolia Essential Oil Against Candida albicans Yeast and Mycelial Form.* Medical Mycology 43 (5), S. 391–396

125 Nenoff, P.; Haustein, U. F.; Brandt, W. (1996): *Antifungal Activity of the Essential Oil of Melaleuca alternifolia (Tea Tree Oil) Against Pathogenic Fungi In Vitro.* Skin Pharmacology 9 (6), S. 388–394

126 Shapiro: *The Antimicrobial Activity of Essential Oils and Essential Oil Components Towards Oral Bacteria.*

127 Deans, S. G.; Ritchie, G. (1987): *Antibacterial Properties of Plant Essential Oils.* International Journal of Food Microbiology 5 (2), S. 165–180

128 Stavropoulou, Andriana; Loulakakis, Kostas; Magan, Naresh; Tzortzakis, Nikos (2014): *Origanum dictamnus Oil Vapour Suppresses the Development of Grey Mould in Eggplant Fruit In Vitro.* BioMed Research International 2014, S. 1–11

129 Connor, D. E.; Beuchat, L. R. (1984): *Effects of Essential Oils From Plants on Growth of Food Spoilage Yeasts.* Journal of Food Science 49, S. 429–434

130 Moleyar, V.; Narasimham. P. (1986): *Antifungal Activity of Some Essential Oil Components.* Food Microbiology 3 (4), S. 331–336

131 Nuchuchua, Onanong; Sakulku, Usawadee; Uawongyart, Napaporn; Puttipipatkhachorn, Satit; Soottitantawat, Apinan; Ruktanonchai, Uracha (2009): *In Vitro Characterization and Mosquito (Aedes aegypti) Repellent Activity of Essential-Oils-Loaded Nanoemulsions.* AAPS PharmSciTech 10 (4), S. 1234–1242

132 Rechtliche Informationen zum Nachweis von Inhaltsstoffen und Chemikalien in Reinigungsmitteln finden sich auf der Website des Umwelt-Bundesamts, www.umweltbundesamt.de/themen/chemikalien/wasch-reinigungsmittel/rechtliche-regelungen#regelungen-zu-wasch-und-reinigungsmitteln. Nährere Informationen zu Gefahrensymbolen und -klassen finden Sie unter www.weka.de/arbeitsschutz-gefahrstoffe/ghs/, abgerufen am 15.05.2021

Register

Rezeptübersicht